a elegância do agora

TORDSILHAS

COSTANZA PASCOLATO

a elegância do agora

em depoimento a Isa Pessoa

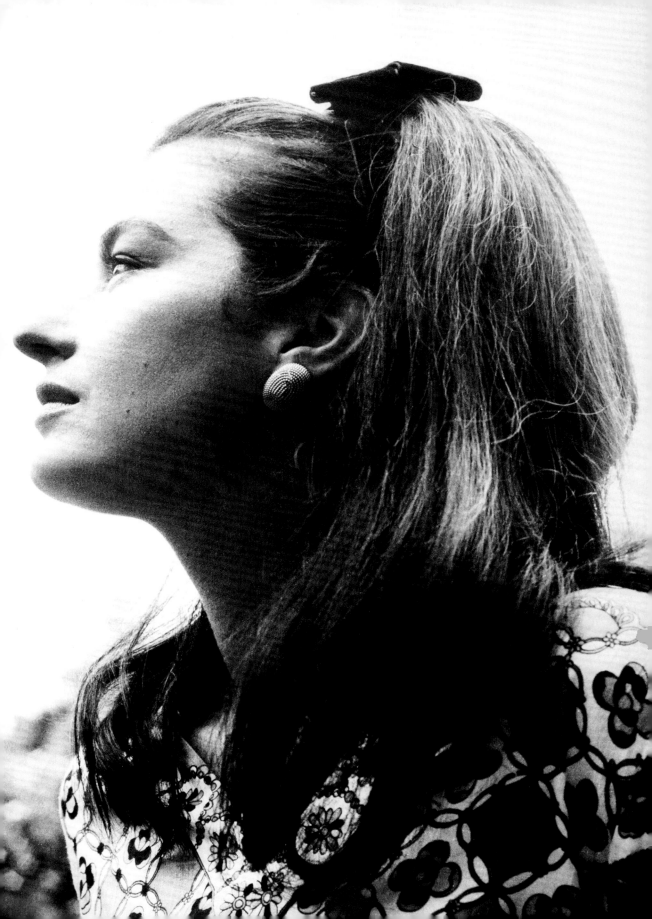

Este livro é para todas as mulheres que, como eu, vivem este período de grandes renovações, às vezes assustadoras. Para minhas duas filhas, Consuelo e Alessandra, e meus netos Cosimo e Allegra, que me ajudam a caminhar nestes tempos novos com entusiasmo e alegria. E para Isa Pessoa, minha editora, sem a qual este livro não existiria.

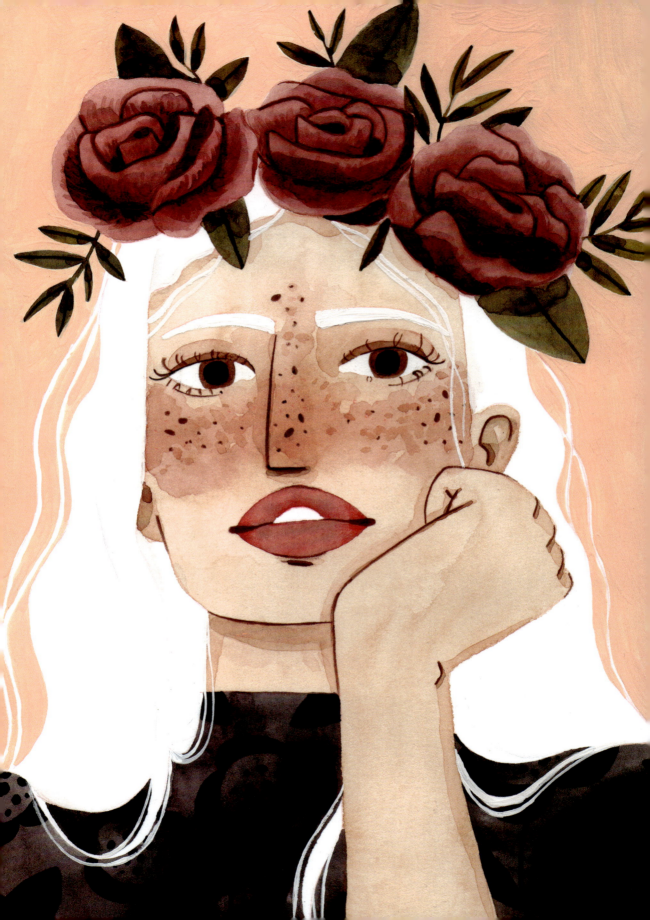

TUDO O QUE VOCÊ TEM PODE SER TIRADO DE VOCÊ, MENOS UMA COISA – A LIBERDADE DE ESCOLHER COMO VAI REAGIR A UMA SITUAÇÃO. É O QUE DETERMINA A ELEGÂNCIA DE UMA VIDA, QUAL NOSSA ATITUDE E ESTADO MENTAL, COMO NOS RELACIONAMOS COM A REALIDADE

SUMÁRIO

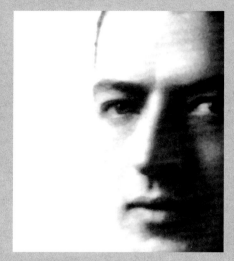

sensibilidade
periférica **15**

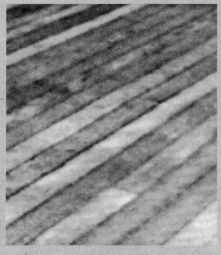

quantas voltas você
já deu no mundo? **43**

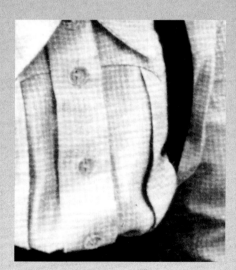

caráter
e imaginação **61**

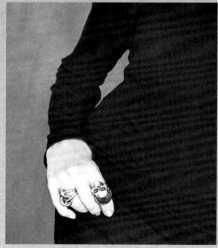

a casualização
da moda **105**

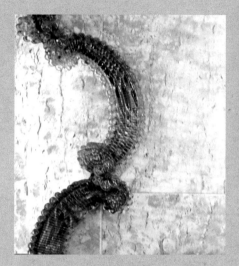

rituais
de restauro **131**

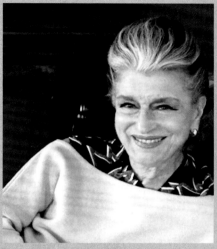

a mulher
adulta **157**

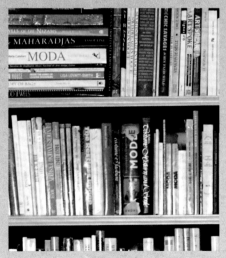

referências
201

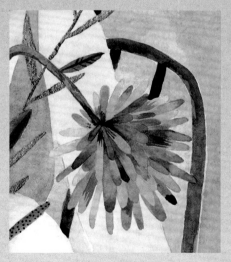

crédito
das imagens **209**

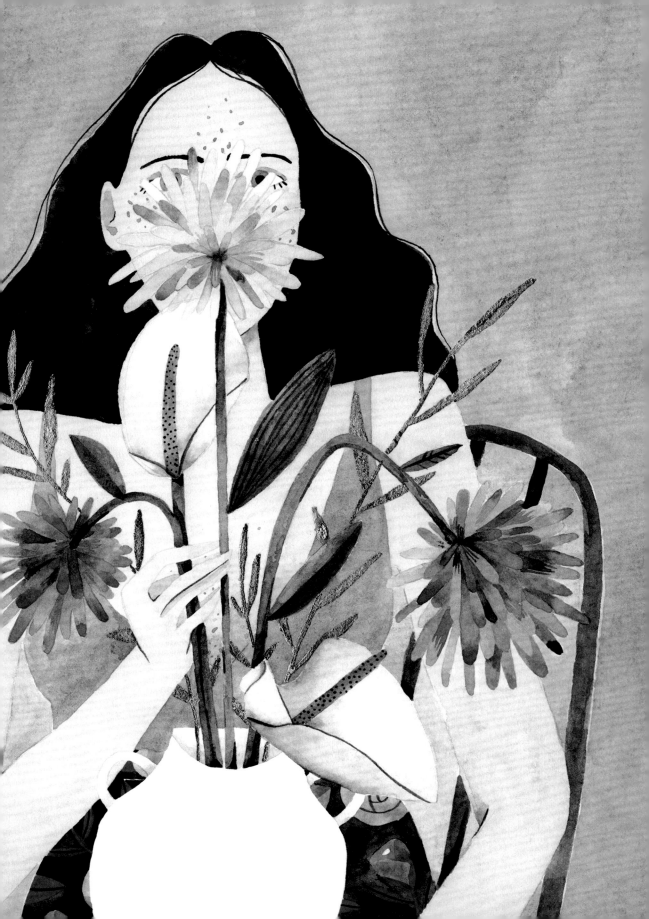

MESMO QUE VOCÊ NÃO QUEIRA, SUA IMAGEM PROJETA. AINDA QUE DISCORDE, RELUTE, ACREDITE QUE O SEU "EU INTERIOR" ESTEJA BEM GUARDADO; SUAS EMOÇÕES, IDEIAS, CONCEITOS SOBRE SI MESMA E O MUNDO AO REDOR SE MANIFESTAM DE FORMA VISÍVEL AOS OLHOS. AS APARÊNCIAS NÃO ENGANAM

Não consigo me imaginar saindo malvestida de casa. É como chegar atrasada a um compromisso. Gosto de me apresentar de forma correta, dar o melhor de mim: é um rito de autorrespeito, um gesto de apreço e consideração por quem vou encontrar e pelo próprio dia que tenho pela frente.

Posso estar morrendo mas eu faço. Posso acordar com preguiça, cansaço, não importa. Faço tudo que me determinei a fazer para atravessar cada dia da maneira mais simples e sofisticada possível. Não quero me afastar de mim mesma a esta altura da vida.

Prestar atenção em nossa aparência não nos torna superficiais. Mais um mito a ser demolido, tão ultrapassado como a ideia de que estilo depende de gênero, beleza e juventude.

Prestar atenção em nós é deixar o lugar de vítima – inclusive da moda.

O apuro estético com sua imagem lhe dará sentido de competência, expressando o sentimento de estar à vontade com o ambiente, segura diante do grupo. Andar malvestido pode ser falta de cortesia, como invadir o espaço alheio ou falar alto. A gentileza com o outro também se traduz na forma como nos apresentamos.

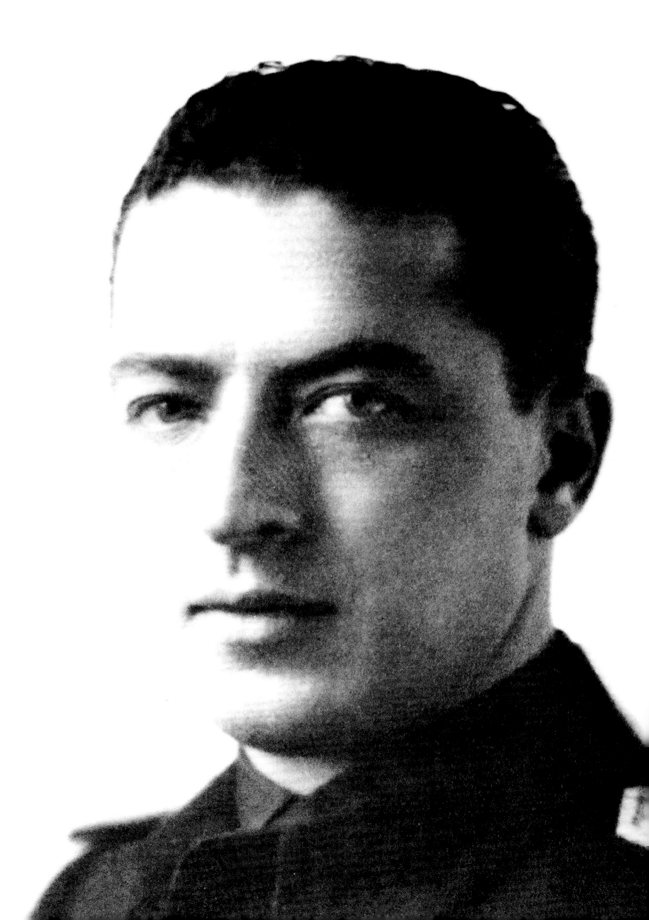

sensibilidade periférica

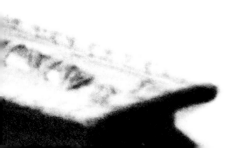

É PRECISO RECUPERAR RITUAIS DE DIGNIDADE SOCIAL QUE ANDAM TÃO ESQUECIDOS COMO DUAS PALAVRAS ESSENCIAIS EM NOSSA LÍNGUA:
ÉTICA E EMPATIA

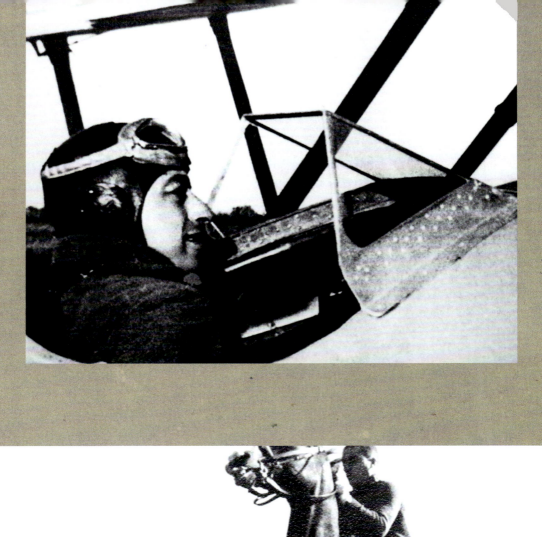
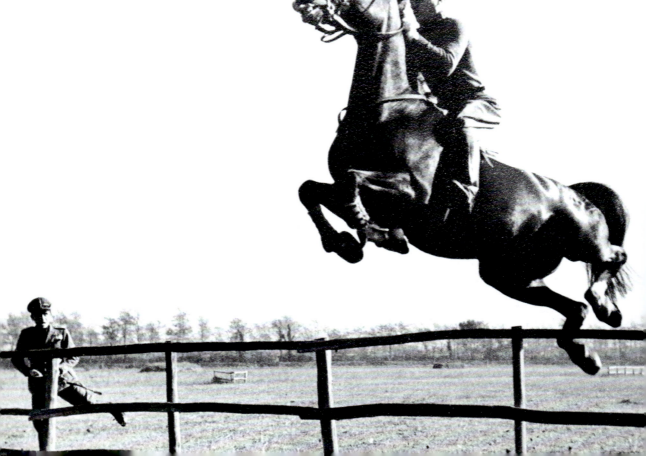

Ele era o rei da diplomacia. Sabia tudo sobre códigos sociais, como apresentar pessoas, conversar com elas, fazê-las se sentir à vontade num ambiente de cordialidade. Meu pai foi o homem mais gentil e bem-educado que conheci na vida. Falava baixo, se vestia bem, me ensinou conceitos essenciais sobre a elegância do dia a dia, no trato com todos, dos colegas e empregados a Chefes de Estado.

Michele Pascolato tinha alma, corpo e porte de esportista. Piloto corajoso, suportava longas distâncias inclusive em combates de guerra, naqueles monomotores pré-históricos, com estruturas de tela e acabamento de madeira. Remava, jogava tênis, montava cavalos com destreza incomum, vencendo provas dificílimas de obstáculo fixo.

Como também adorava água, tornou-se exímio gondoleiro. Além de perícia com os remos, manejar uma gôndola com velocidade pelos canais estreitos de Veneza exige bastante equilíbrio – outra qualidade notável de Miki, como os amigos lhe chamavam. E ele tinha muitos: gostava de estar com todos, de ajudar os outros, queria influenciar, deixar sua marca humana.

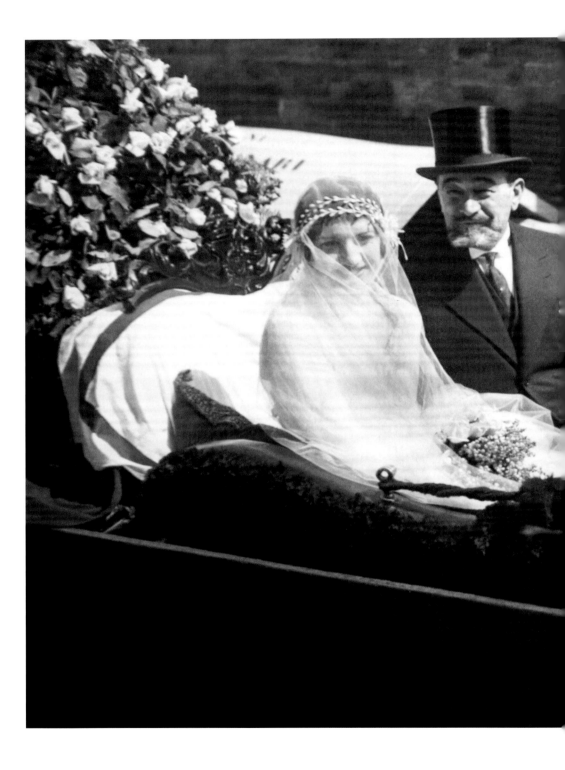

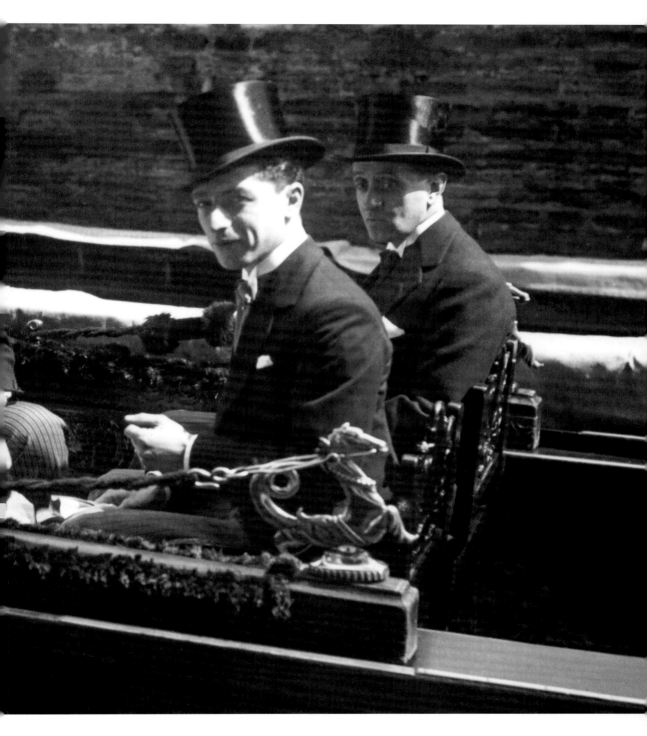

Em Veneza, a caminho da cerimônia de casamento da irmã Franca no final dos anos 1920. Michele Pascolato é o primeiro à direita.

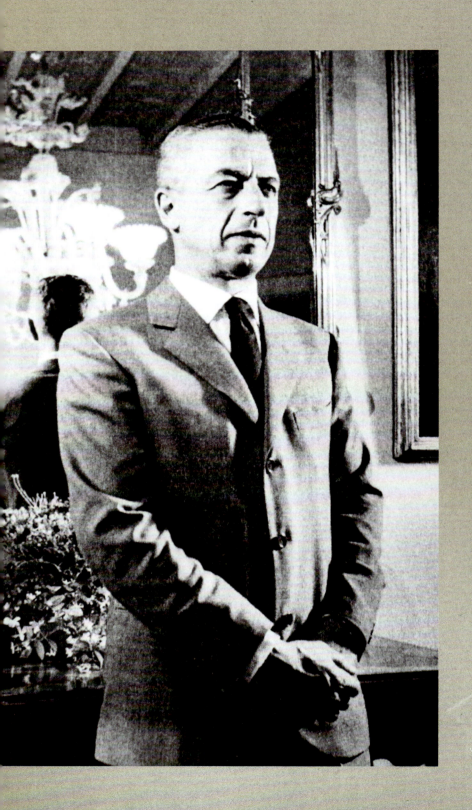

Formado em Direito, aos 27 anos, Michele foi Ministro da Agricultura e tornou-se federale de Veneza, cargo equivalente ao de um governador no Brasil, em 1938. Falava várias línguas, numa época em que isso não era comum, mesmo entre a elite política e econômica.

Um charme de homem, entendia profundamente de filosofia, história, música. Tocava violoncelo, um legítimo Andrea Guarneri del Gesù do século XVII. Era um cidadão de ideais nobres, de alta cultura.

Recebeu uma educação acadêmica num contexto de formação pública, aprendeu protocolos diplomáticos e sutilezas para se comportar com tranquilidade em ambientes extremamente formais. Logo compreenderia que educação é demonstração indispensável de respeito social e tornou-se o produto mais bem-acabado de um novo sistema de etiqueta – em que a regra número 1 é o outro.

Você precisa prestar atenção ao outro – era o que dizia e o que demonstrava na prática, em casa, em todas as reuniões, encontros, jantares em que o vi interagindo com grande simpatia, sempre interessado em tudo, em todos.

SENSIBILIDADE PERIFÉRICA

É muito importante desenvolver a noção do que acontece à sua volta, das pessoas que estão ao seu lado

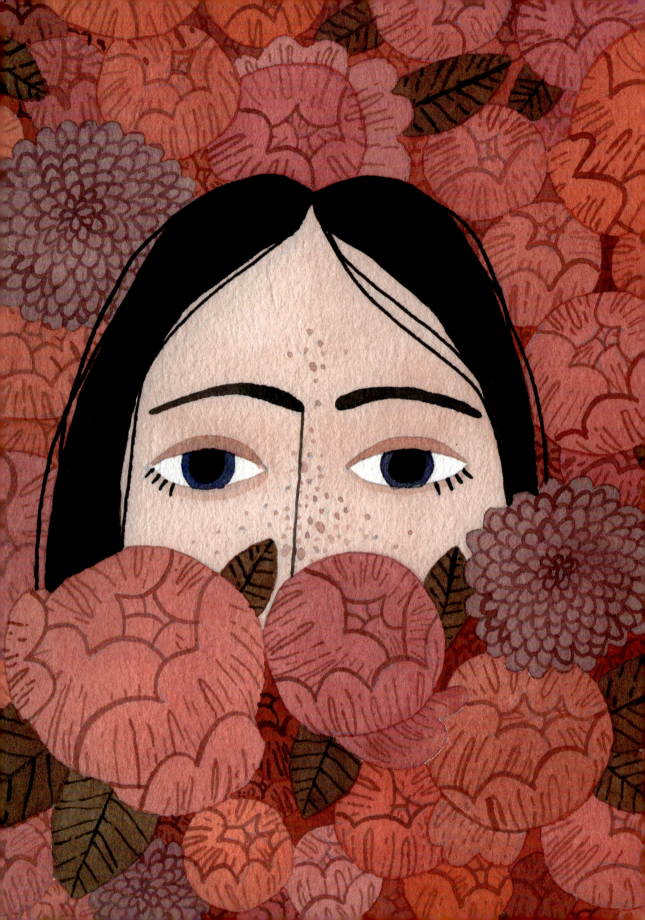

✳ Uma pessoa ocupa um corpo e também o espaço à sua volta – cuide para que seus gestos não invadam esse lugar, sua voz e seus problemas não incomodem o vizinho na cadeira ao lado.

✳ Se alguém vem logo atrás de você, ao passar segure a porta, dê passagem. Chegando ao trabalho, cumprimente as pessoas. Responda aos cumprimentos. Muito feio e mal-educado fingir que não viu, não ouviu o outro.

✳ Não existe só você e o que está dizendo, fazendo, seu trabalho, suas necessidades. Parece óbvio, cristalino, mas há quem só conheça o mundo girando em torno de si.

✳ Se a reunião é curta, não se estenda em seu próprio assunto, abrevie, divida, ceda a vez.

✳ Há quem fale com uma pessoa ignorando quem está ao lado. Ou pior: há quem grite para quem está lá na frente, ou na mesa atrás, invadindo o espaço do vizinho no restaurante, do colega no escritório, do outro no saguão do aeroporto.

✳ Gestos demais, palavras demais – cuidado. A deselegância é prolixa.

✳ Se o museu está cheio, respeite as filas, o fluxo, não fique horas em frente a um quadro disputado.

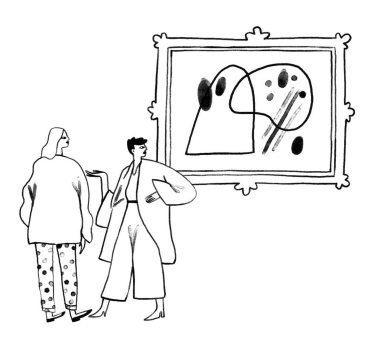

✳ Na rua, no elevador, numa exposição, preste atenção em quem está perto.

✳ Não siga andando como se fosse dono da calçada, falando ao telefone sem perceber quem precisa passar, ou caminhando tão rápido a ponto de trombar na pessoa da frente.

✳ Em casa, respeite o espaço periférico do seu filho, da mãe, marido, diarista.

✳ Aproxime-se das pessoas com quem quer falar, não grite da cozinha para a sala, ou ao contrário. Não torne esse tipo de comunicação uma rotina familiar.

✳ Olhe para as pessoas quando estiver falando com elas.

A VIDA DE VERDADE SÓ É VIVIDA QUANDO
PEQUENAS MUDANÇAS OCORREM

LEON TOLSTÓI, escritor russo
1828-1910

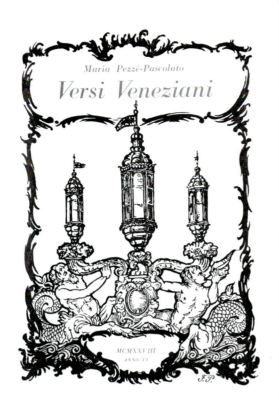

As mulheres da família lutaram para poder estudar. A educação, e não o casamento, consagrou-se como método para uma vida com mais significado. Tradutora e escritora, Maria Pezzè-Pascolato publicou vários livros, como *Versi Veneziani*, e foi professora da Universidade Ca' Foscari (foto abaixo).

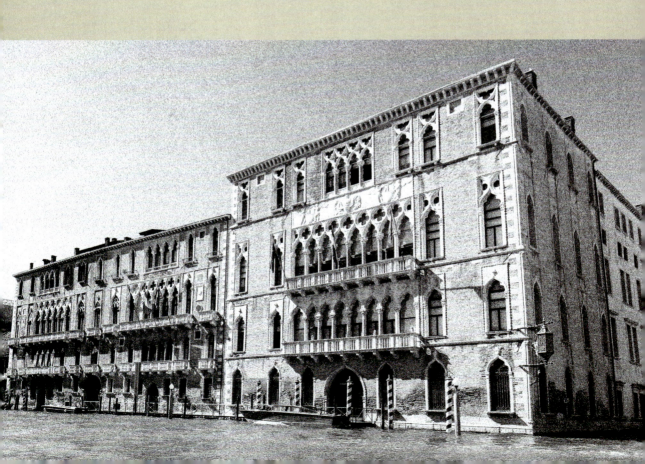

Nossa família conviveu com a aristocracia e a nobreza, mas foi para a cultura que todos devotariam os maiores esforços. A avó de meu pai, Francesca Restelli, concebeu a Primeira Biblioteca Italiana para mulheres.

Os Pascolato também foram um dos fundadores da Bienal de Veneza, onde trabalharam de forma incansável para que a cidade se transformasse na capital cultural da Itália, assim como Paris se estabelecera como referência das artes para a França.

Filha de Alessandro Pascolato e Francesca Restelli, Maria Pezzè-Pascolato, tia de meu pai, também foi uma intelectual notável. Falava oito línguas, traduziu a obra completa de Hans Christian Andersen do dinamarquês e dedicou sua vida aos livros e à educação de jovens e crianças.

Nos anos 1920, ela viajou a Boston, onde viu como funcionava uma sala para leitores infantis. Encantou-se com a ideia e, seis anos depois, em Veneza, criou a primeira biblioteca para crianças na Itália, uma instituição original que virou exemplo e se expandiria por todo o país.

Meus pais sempre foram rígidos ao educar seus filhos. A educação nos dá essa base, essa noção do respeito que devemos reservar para os outros, e ao mesmo tempo considerar legítimo receber.

Desde muito pequena, precisei aprender o cerimonial para cumprimentar uma rainha. Em Roma, éramos vizinhos dos reis da Espanha, Afonso XIII e Maria Pilar de Bourbon, avós de Juanito, o rei Juan Carlos, com quem eu brincava na infância.

Precisávamos cumprimentar a rainha com hora marcada e comportamento ensaiado. Para mim não era sacrifício, pelo contrário. Eu me divertia.

Sempre admirei os rituais sociais dos adultos. Observava tudo com encantamento, percebendo como detalhes nos gestos, nas roupas, no tom de voz e no olhar, na forma de se comportar, faziam com que algumas pessoas se distinguissem das outras. Nem sempre a riqueza dos trajes é que assegura essa distinção.

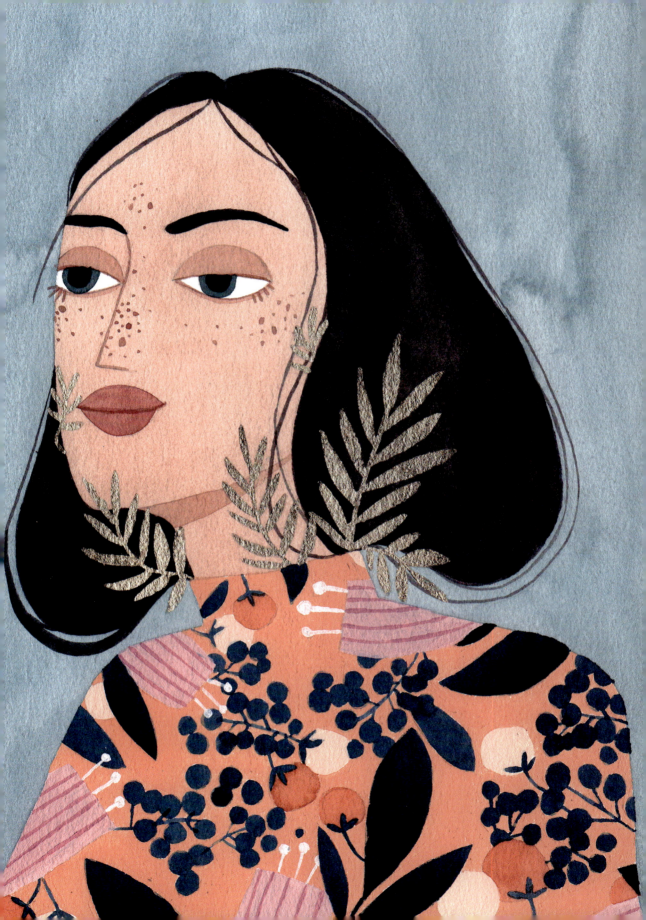

CINCO HÁBITOS PARA ELIMINAR
DESDE CRIANCINHA

NÃO FALE ALTO

Controle-se. Está vendo que sua voz está aumentando? Abaixe o volume na hora. Lembra quando precisa contar alguma coisa para alguém sem que todo mundo escute? Então, você sabe como falar baixo – é assim. Falar alto incomoda os outros, é um atestado de vulgaridade. Nunca conheci ninguém elegante que falasse alto.

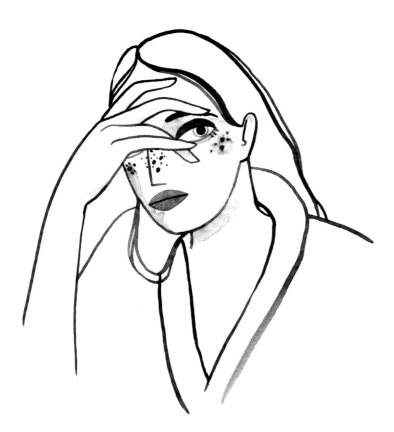

NÃO INTERROMPA QUEM ESTÁ FALANDO

Mesmo que você não concorde, ou tenha uma ideia melhor, ou já saiba a solução para o problema que a pessoa está narrando, deixe-a terminar. As crianças também precisam ser educadas nesse sentido; não é porque é seu filho que pode interromper, nunca é gentil. Espere uma pausa do seu interlocutor para falar.

NÃO SE ATRASE

O seu tempo não é mais importante do que o dos outros, portanto cumpra os horários combinados. Entre os brasileiros, cariocas e baianos são especialistas na arte do atraso. Chegam sorrindo, mandam *emojis* pelo *whatsapp* para avisar que estão a caminho – mas fica difícil suportar. Pontualidade é qualidade indispensável para quem pretende manifestar o mínimo de respeito pelo outro.

NÃO RECLAME

Se está com frio ou calor, se a faxineira faltou, está sem dinheiro – o problema não é do outro, portanto evite desabafar com quem você não tenha absoluta intimidade. Aliás, até para o marido, pai, amiga, é bom escolher assuntos mais palpitantes do que a sua renitente dor de cabeça. Quando alguma situação for de fato difícil, complicada, insuportável, entenda por que e tente sair dela. Encontre alternativas. Não reclame, tome uma atitude.

NÃO FAÇA PERGUNTAS INDISCRETAS

Por quanto você vendeu seu apartamento? E a sua namorada também vai? Quantos anos ela tem? Por que saiu daquele emprego? Se a pessoa não toma a iniciativa de contar, não pergunte. Contenha-se. Pense em assuntos que a interessem, que a façam sorrir e brilhar – não em saciar sua curiosidade pela vida dos outros.

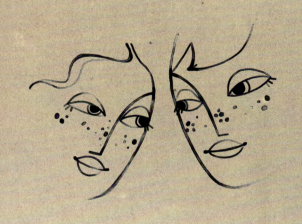

→ EU era um pronome quase proibido no vocabulário de Michele Pascolato. Para evitar que a gente começasse qualquer frase com o pronome EU, meu pai nos instruiu a usá-lo por último em toda oração com mais de um sujeito.

→ Olhe para quem você está conversando. Mantenha uma comunicação afetiva com a outra pessoa, tente compreendê-la.

→ Em qualquer conversa, ele me explicava: "Você deve retirar atenção de seus próprios problemas e manter o foco em quem está na sua frente".

ETIQUETA
IGUALITÁRIA

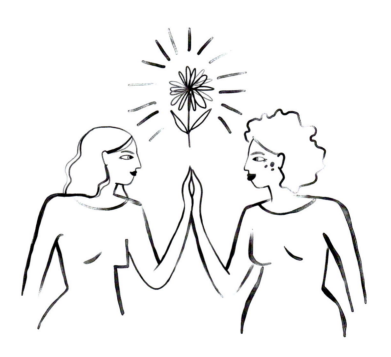

Diminutivo de Ética, o ramo da Filosofia que se ocupa do que é bom, justo e moralmente correto, a etiqueta trata das normas de conduta nas pequenas ações do dia a dia. Desde que foram criadas no século XVII, essas regras mudaram de forma radical – no mundo de hoje não cabe mais o gestual de afetação que a corte francesa consolidou para separar nobres dos plebeus. Elogiamos aqui a etiqueta igualitária, contemporânea, a arte de demonstrar respeito pelo outro independente de posição social, raça, gênero ou faixa etária. A etiqueta democrática se traduz em gestos de cortesia que nos aproximam, através de relações amáveis e civilizadas.

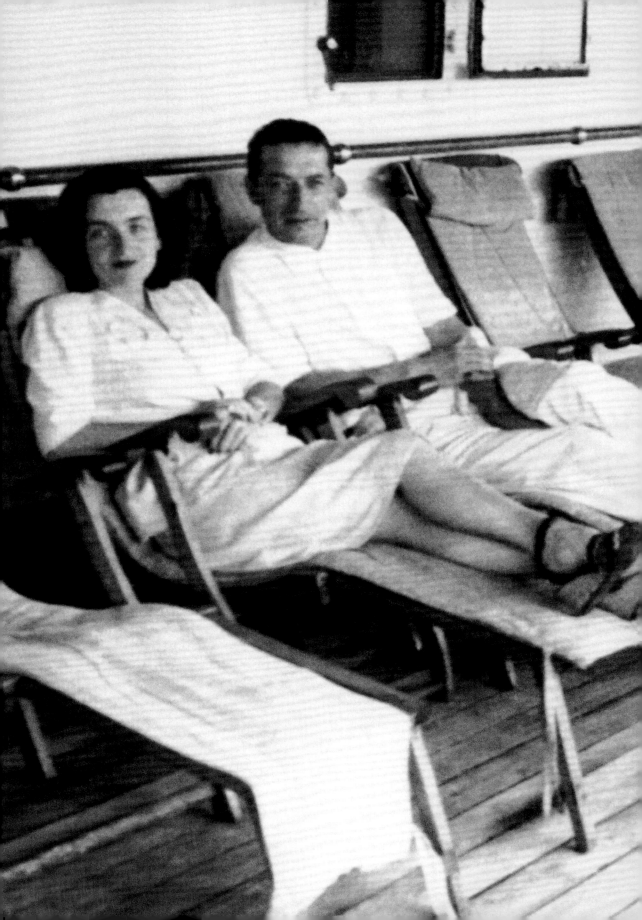

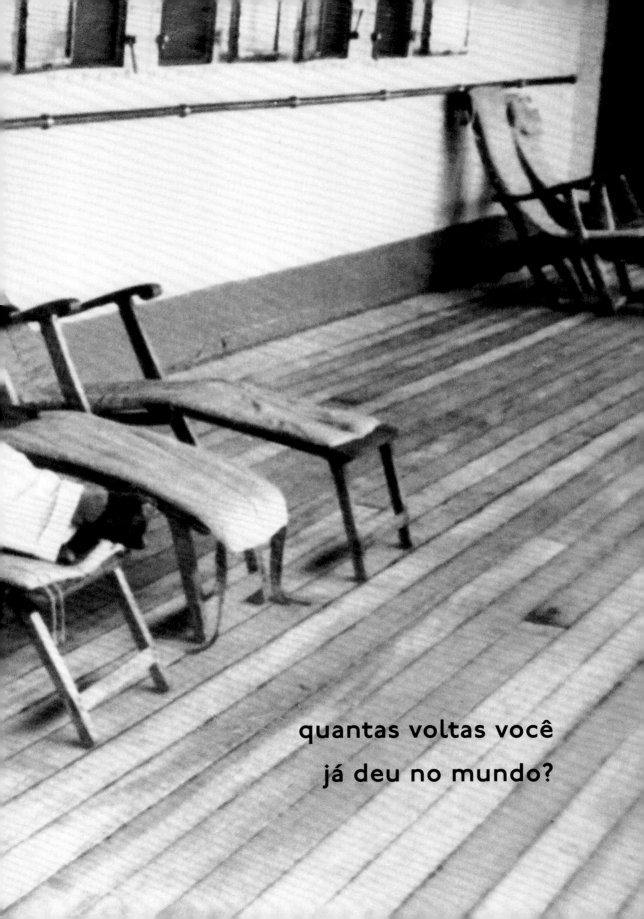

Meus pais viveram uma aventura incrível, desde que se conheceram em 1936, uma fase de enorme instabilidade econômica e política no mundo inteiro. Eles conseguiram superar tremendas adversidades na Itália devastada pela Segunda Guerra e ainda resistiram seis meses como refugiados na Suíça, antes de conseguirem viajar para a Espanha no final de 1945, embarcando rumo à América do Sul.

Foi um período assustador, quando a família precisava estar sempre se deslocando, mudando de cidade – mas nunca se instalou o pânico em nossa casa. Havia uma determinação absoluta dos meus pais em viabilizar nossa existência.

Eram incansáveis. Dessas raízes herdei o gosto pela disciplina, o entusiasmo pelo trabalho e uma convicção de que a gente pode superar a batalha, mesmo que em algum momento pareça que não.

A vontade é uma força irresistível.

Primeira filha mulher de Clotilde e Alfredo Pallavicini, minha mãe, Gabriella, sempre quis ter uma educação formal. Aos 15 anos estudou no Poggio Imperiale, em Florença, instituição italiana de grande prestígio, onde meus netos também estudaram há pouco tempo.

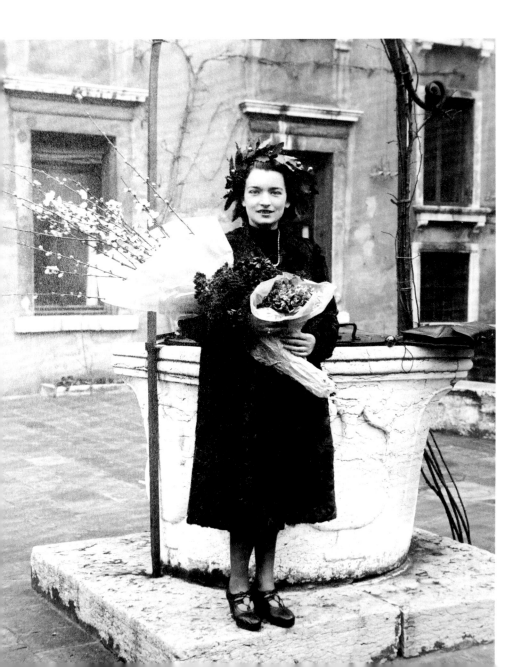

Depois de ter se graduado, aos 19 anos, ela resistiu às pressões da família tradicional para que se casasse, determinada a prosseguir com a sua formação acadêmica e fazer uma faculdade.

Amigos, professores, todos lhe diziam que seria difícil, afinal ela era uma mulher... Mesmo tão bem preparada e de família com recursos, seria quase impossível ser aceita numa instituição renomada de ensino superior.

Mas Gabriella conseguiu uma entrevista com a direção da Ca'Foscari, a respeitada universidade de Veneza. Viajou com uma amiga e, depois de aprovada no encontro por uma das diretoras, dona Ida Pascolato, foi surpreendida pelo convite:

– Espere um pouco, que meu filho Michele está chegando hoje de Roma, gostaria de apresentá-lo a você.

Michele e Gabriella se casariam em alguns meses, e mesmo depois do casamento, o que era bem incomum na época, ela concluiu o curso de Filosofia e Religiões Comparadas na faculdade. Era uma mulher de grande energia e sempre teve os planos mais nobres e ambiciosos do mundo.

Três dias depois da invasão da Polônia pelo exército alemão, em setembro de 1939, nasci em Siena, na Toscana, norte da Itália. A Europa mergulhava no abismo da Segunda Guerra Mundial, talvez o único momento em que dona Gabriella Pascolato tenha se deprimido em toda vida e por isso não conseguiu me amamentar.

Depois de tentativas frustradas em busca de uma ama-de-leite, meus pais decidiram contratar uma enfermeira na escola La Poponnière, especializada na formação de governantas para a aristocracia europeia. Assim Blanche entrou para nossas vidas, e foi para sempre.

Formal, muito bem educada e religiosa, Blanche Raval era franco-suíça, veio conosco para o Brasil e trabalhou para nossa família até o final dos anos 1990. Era ativa e faleceu aos 97 anos, em São Paulo. Fico feliz por ter tido a oportunidade de cuidar dela, no final de sua vida. Foi minha segunda mãe.

Blanche prestaria ajuda incalculável à família, ao longo de três gerações. Para cuidar de crianças, bichos e plantas – não havia melhor do que ela. Foi um privilégio dos deuses contar com sua presença. Quando me separei e perdi a guarda das meninas, ela quem tomou conta das crianças e preservou minha imagem junto delas, talvez porque eu também fosse sua cria.

Em todos os momentos mais difíceis, trágicos e aparentemente insuperáveis – lá estava Blanche, anjo infalível, nossa arma secreta.

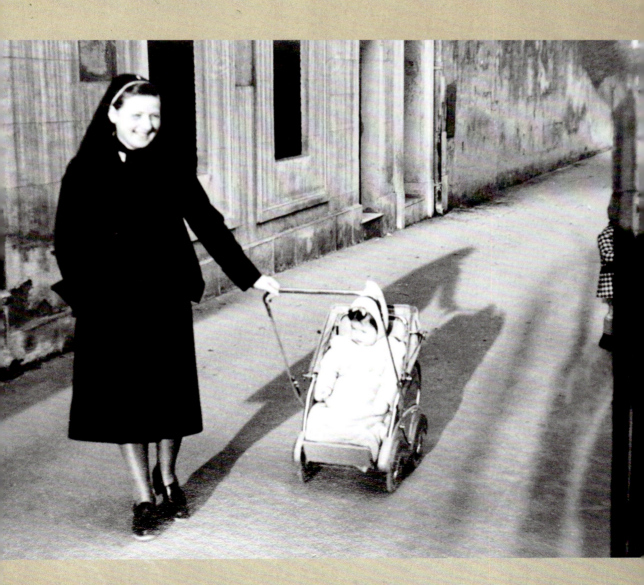

Em outubro de 1945, na Itália destroçada pela guerra, milhares de famílias procuravam asilo nos países vizinhos. Nós, os Pascolato, éramos uma delas. Eu era pequena mas lembro que deixamos nossa casa quando já estava escurecendo, acompanhados por um homem que, só depois viria a saber, era um guia contratado pelos meus pais.

Mamãe levava meu irmão no colo, enquanto meu pai seguia de mãos dadas comigo, então com seis anos. Blanche tinha ido na frente, sem problemas para atravessar a fronteira já que era cidadã suíça. Caminhávamos numa estrada de terra estreita, escura, naquela noite carregada de tensão. Até que fomos parados por uma barreira policial.

Os *carabinieri*, como chamamos os policiais na Itália, impediram que meu pai continuasse conosco, alegando que apenas mulheres e crianças poderiam deixar o país. Uma criança como eu só entenderia os detalhes daquela situação anos depois. Mas ao ver meus pais se despedindo em silêncio pude compreender que ali acontecia uma tremenda ruptura.

Os dois se olharam, se abraçaram. E pronto. Nós três fomos liberados de volta à estrada e meu pai ficou.

Segui de mãos dadas, agora com minha mãe, tensa mas sem nada comentar, enquanto Alessandro em seu colo era o único que chorava – também porque era um bebê e estaria com dor de ouvido.

A imagem de meu pai junto aos policiais foi ficando cada vez mais distante, até que o perdemos de vista. Eu estava com frio, com medo do escuro, da noite que não esqueceria jamais – mas de alguma forma a postura contida da minha mãe me trouxe conforto.

Seguimos caminhando, e assim sempre foi – dona Gabriella fazia o que precisava ser feito. Pragmática, determinada, transmitia a certeza de que tudo daria certo no final. Era muito severa mas adorava rir.

Nossa relação nunca foi tranquila. Brigávamos, tantas vezes discordamos de forma radical, nos perdemos. Em alguns períodos ficaríamos meses sem nos falar. Mas em meio a tantas divergências e rompimentos, ela sempre brilhou como uma estrela-guia. Foi a melhor referência de elegância que qualquer um poderia ter, imagine desde a primeira infância, em tempos de guerra.

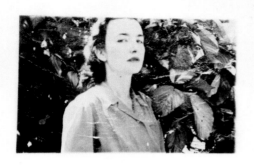
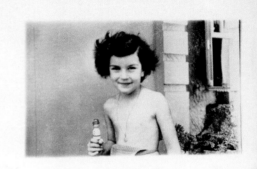
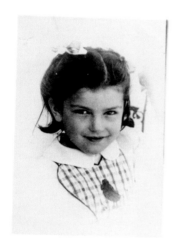
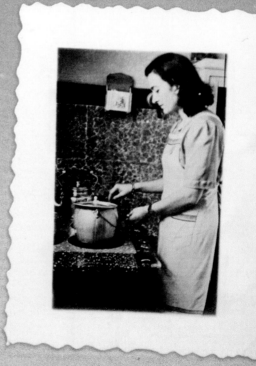
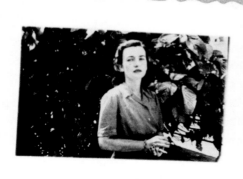

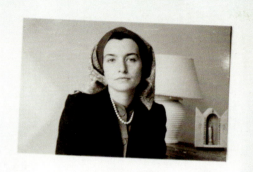
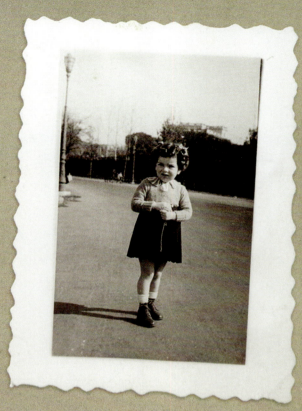
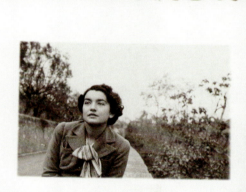
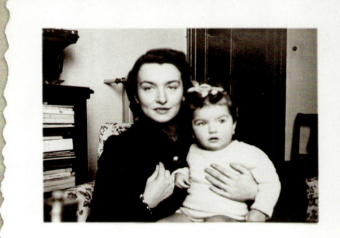

Logo que alcançamos Chiasso, a cidade suíça mais próxima da fronteira, fomos encaminhados para o asilo de refugiados. Uma construção que me parecia gigantesca e fria, onde eu ficava sozinha durante o dia inteiro. Nossas camas eram sacos de aniagem com palha dentro. Ficava alerta sem conseguir dormir, morrendo de medo das aranhas, sempre à espreita, prontas para avançar sobre nós.

Muito cedo minha mãe seguia com as outras mulheres para trabalhar na lavoura. Todas se ocupavam da plantação de tomate, e me lembro de ela dizer na volta que tinha sido um bom dia porque aproveitara para tomar sol. Sempre falava de uma maneira positiva sobre o que acontecia ou estava por acontecer.

Às vezes conseguia trazer um ou dois ovos para meu jantar, e para cozinhá-los era preciso acender o fogareiro minúsculo. Custava para conseguir, eu ficava ao seu lado prestando atenção a tudo: aquele frio, o fogareiro apagava mas minha mãe insistia. Não reclamava.

No asilo havia refugiados de várias línguas, nacionalidades, partidos políticos e crenças religiosas – eu só observava como minha mãe procurava se dar bem com todo mundo. Acho que por isso conseguia os ovos para a filha, ainda que eu, já manifestando certa anorexia, vomitasse o precioso jantar... Aquilo não agradava em nada Gabriella, mas ela procurava se conter.

Esse entendimento em relação aos outros e a certeza de que precisava circular entre as pessoas foram outras lições que comecei a apreender naquele momento decisivo. A vida é areia movediça, era o que minha mãe costumava dizer, certa de que precisava deslocar-se com cuidado se quisesse atingir territórios mais favoráveis para crescer.

Graças a esse talento peculiar, que parece ter nascido com ela, aperfeiçoado por uma educação formal, ela conseguiria que meu irmão doente fosse removido para um hospital, e depois arranjaria todos os documentos para sairmos de lá. A falta de traquejo teria piorado imensamente nossa vida naquele lugar.

CAPACIDADE DE COMPREENDER A RAZÃO DOS OUTROS E A CIRCULARIDADE DA VIDA OU:
TRAQUEJO SOCIAL

→ Cortesia, sensibilidade.

→ Talento para negociar e inserir-se num grupo, fazendo conexões entre pessoas diferentes.

→ Pode ser um dom mas também atributo a ser desenvolvido, de enorme utilidade em relações pessoais e profissionais.

→ A falta de traquejo não nos torna apenas deselegantes... É uma inaptidão desestabilizante. Constrange as pessoas que venham a sofrer com nossa inabilidade e pode nos prejudicar para o resto da vida.

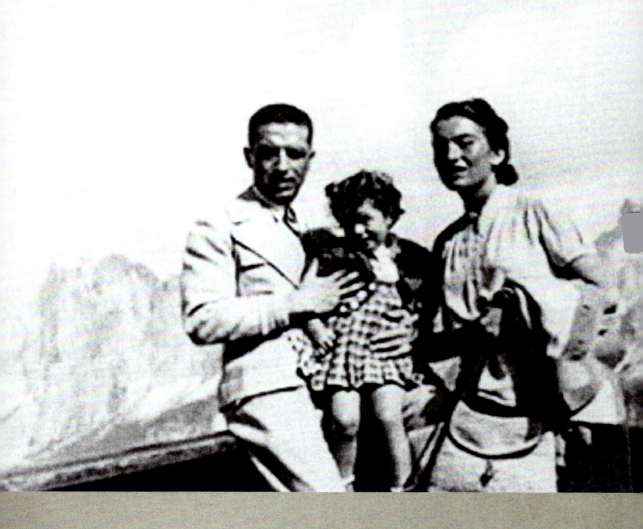

Soubemos que meu pai conseguira fugir para a Suíça, e por vários meses morou clandestinamente em Chiasso, no sótão da casa de um advogado judeu de quem era amigo e a quem havia ajudado durante a guerra. Como era suíça, Blanche viajara para a mesma cidade, onde finalmente conseguiríamos nos encontrar com meu pai.

Viemos todos no primeiro navio que deixou a Europa a partir de Cádiz, na Espanha, em dezembro de 1945 – uma viagem da qual me lembro perfeitamente, com muitos artistas talentosos a bordo. Adorava ficar junto deles nas festas que improvisavam depois do jantar, embora minha mãe preferisse que a filha fosse dormir mais cedo, na cabine com a governanta.

Eu não: queria dançar com as atrizes de cinema e outros personagens que se tornariam ilustres, e então integravam a comitiva alegre e ruidosa em direção à América do Sul.

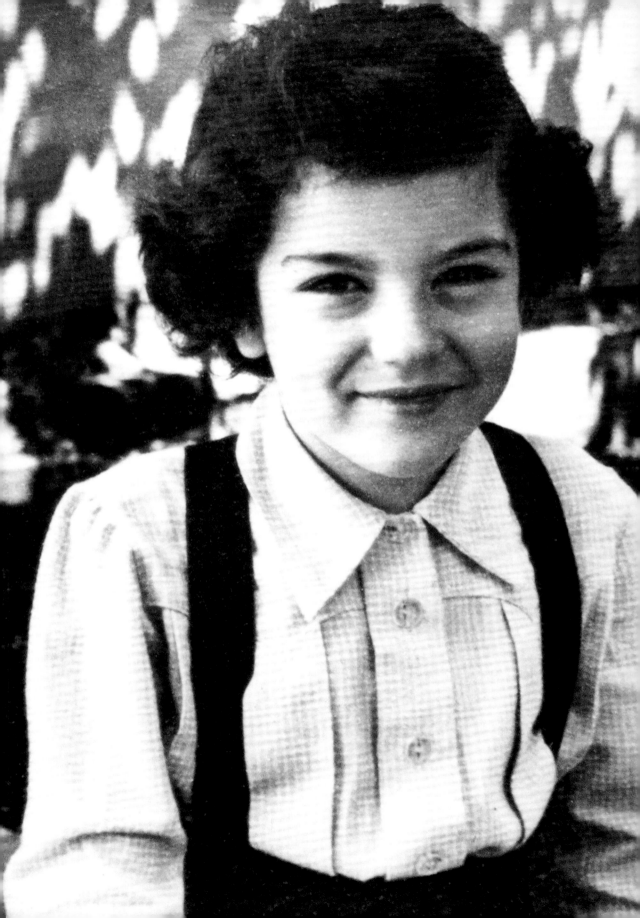

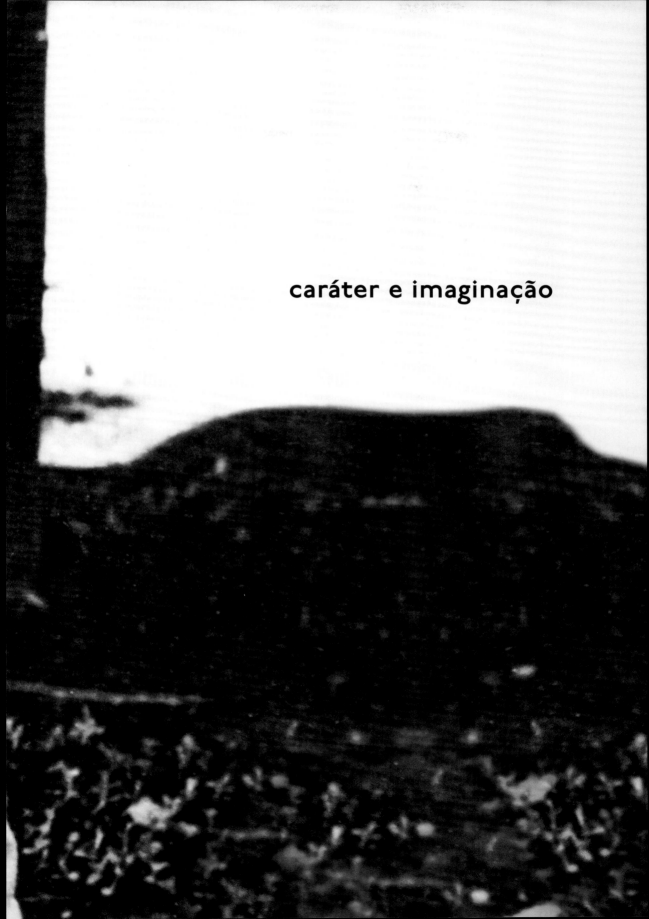

caráter e imaginação

Logo depois de nos fixarmos em São Paulo fomos convidados para um almoço em uma daquelas mansões do Jardim Europa, no final dos anos 1940. Eu devia estar com 7, 8 anos. Uma das primeiras ocasiões em que a família Pascolato se apresentava à sociedade paulistana.

Com poucos recursos para comprar roupas, minha mãe desmontava ternos antigos de meu avô e cortinas de chintz para fazer vestidos para mim e terninhos para o meu irmão. Naquele lugar ainda desconhecido, entrei com Alessandro num salão cheio de gente, enquanto meus pais estavam conversando com outros convidados no jardim. Logo que entramos, uma das senhoras comentou, em voz alta, e todos pararam para nos observar:

– Olhem os filhos da Gabriella, vestidos de cortina!

Estava de mãos dadas com meu irmão e nada respondi. Cumprimentei todos os adultos presentes, como fui educada a fazer, inclusive a senhora que fez o comentário tão pouco gentil, e saímos calmamente da sala. Mas pensei: *"wait and see..."*.

Ali me deu o estalo. Não guardei rancor daquela mulher, não falei nada para minha mãe, que nunca soube o que seus filhos ouviram, mas aprendi muito. Foi uma epifania.

Entendi que não se trata de dinheiro, ou falta dele: é instintivo. As pessoas reagem de forma eloquente, profunda, à imagem que projetamos. Ainda que não demonstrem. Amor, cumplicidade ou desonra à primeira vista. Compreender esse comportamento, sem julgá-lo, pode ser a forma mais eficiente de transgredi-lo.

Outro episódio cravado na memória dos primeiros anos de Brasil foi minha chegada ao colégio. Lembro que era bem maior do que as outras crianças quando entrei no Dante Alighieri, escola tradicional de São Paulo. Estava com 7 anos, e na turma todos tinham por volta dos 5 – eu falava italiano, inglês, francês, mas ainda não dominava o português, então fui matriculada no jardim da infância.

Na hora de ir para o recreio, as crianças ficavam me olhando, rindo, puxavam minha roupa e cantavam: "Chocolate! Chocolate!" Era uma brincadeira com o sobrenome Pascolato, mas ainda sem entender eu pensava:

"Mas de que será que essa criançada está falando? O que eles estão querendo fazer?"

Claro que não parecia uma brincadeira simpática, mas de início eu não sabia como agir, ficava um pouco paralisada com a gritaria. Não que eu ficasse chorando ou me sentisse humilhada. Só era incapaz de tomar alguma atitude. Até que um dia concluí: estão implicando comigo porque sou diferente deles... Então pensei: "Ainda bem!"

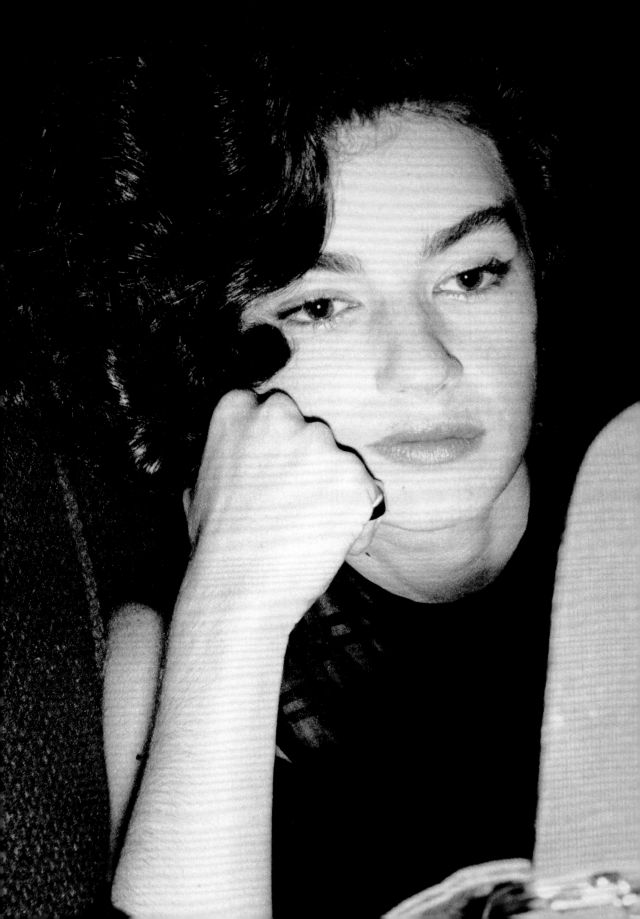

Desde o começo me esforcei para fazer o contrário do que me diziam. Procurava ler o que não devia, fazer o que não podia. Não era aprovada dentro da família, mas tinha a sensação de estar vivendo as experiências necessárias para um ser humano se tornar mais interessante.

Mesmo fascinada pelos rituais adultos, adorando cumprimentar rainhas e sair de salões com altivez, depois de ouvir uma frase humilhante, na adolescência desenvolvi um lado transgressor – do qual também me orgulho, no sentido da curiosidade que despertei pelo mundo, da expansão necessária de nossas percepções.

Não sabiam o que fazer comigo, já que eu aparentemente não queria fazer nada. Detestava estudar matérias que não me diziam respeito, então matava aulas para desenhar, pintar, ir ao cinema ou ler livros de autores italianos ou franceses. Na época, os existencialistas dominavam corações e mentes, eu lia Sartre, Simone de Beauvoir, Camus, André Malraux, livros que Blanche me trazia da Livraria Francesa, todas as quintas. Proust me intrigava, com as melhores descrições sobre o misterioso reino das aparências.

Falsificava a assinatura dos meus pais no boletim escolar, era com os amigos artistas, intelectuais, que eu preferia ficar conversando, ao invés dos tediosos rapazes da turma. Blanche me impedia de prolongar os encontros e eu a odiava, pois não podia jamais gritar ou sequer aumentar o tom de voz em nossas discussões, como não poderia com ninguém, ainda mais com a governanta suíça que representava o poder, enquanto minha mãe decolava na direção da fábrica.

Com seu faro apurado para os negócios, dona Gabriella percebeu que o país fabricava um ótimo algodão, mas toda seda era importada. Foi assim que surgiu a ideia de fundar a Santaconstancia, que se tornaria uma marca inovadora no Brasil.

Mamãe soube que havia um carregamento de seda num dos navios atracados no litoral de São Paulo e decidiu escrever para seu pai pedindo um empréstimo, explicando seus planos para abrir uma tecelagem. Conseguiu o dinheiro e montou uma fábrica num galpão da Vila Guilherme, em 1948. Meu pai tornou-se responsável pela administração da empresa, sempre alinhado às decisões de dona Gabriella.

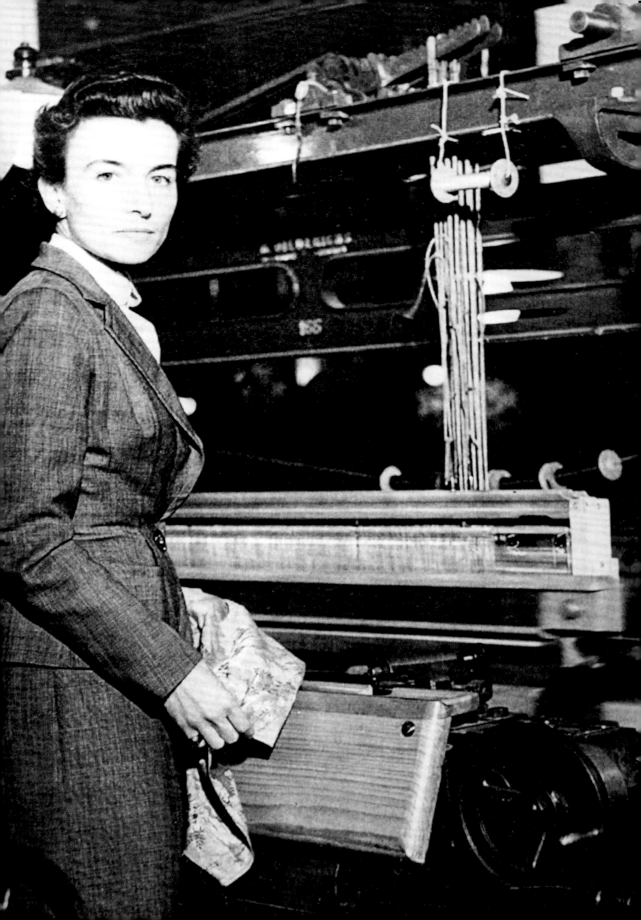

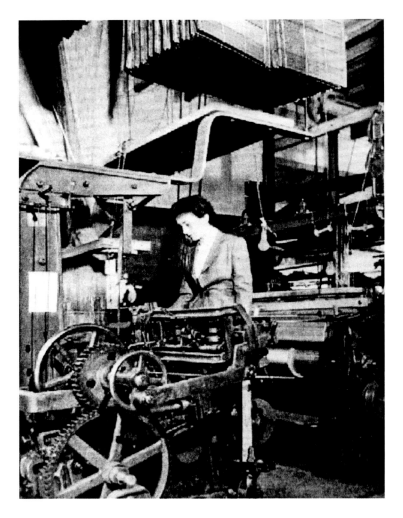

Era um exemplo de vigor, tenacidade. Trabalhava muito junto com os funcionários, convencida de que sua energia e determinação seriam decisivas para vencerem as turbulências – estava certa.

Apenas dois anos depois da fundação, um incêndio destruiu parcialmente a fábrica. Não tinha seguro. Meus pais recomeçaram, minha mãe continuou dedicada, noite e dia, até que a empresa se consolidou no mercado.

A Santaconstancia cresceu muito, tornando-se referência, inclusive fora do Brasil. E, como toda empresa instalada em um país tão instável, também sofreu com crises políticas e econômicas sucessivas, inflação, desemprego, plano Collor, recessão... Dona Gabriella não transmitia qualquer desânimo.

Impecável no vestir e na forma com que conduzia a fábrica, acordava às cinco, e às sete da manhã já estava trabalhando com uma disposição insuperável. Mais uma coisa que aprendi com minha mãe: gosto de trabalhar, tenho prazer no trabalho em si.

Foi com grande entusiasmo que ela abraçou o projeto de dirigir uma empresa ligada à moda – ela que sempre se vestiu muito bem. Era amiga de Ferragamo, em Florença, pesquisava tecidos para atualizar seu guarda-roupa a cada estação, com a ajuda de uma experiente costureira.

Eu também me vestia bem, especialmente depois que escapei do controle de Blanche. Ao entrar no pátio do colégio, logo dava um jeito de transformar meu uniforme, subia a saia, abaixava as meias. Mas não era para os garotos que eu me dirigia – queria mudar a roupa para me expressar, me individualizar.

Nos anos 1950, eu fazia sucesso, o que não significava colecionar extravagâncias aliadas a uma vida sexualmente variada e intensa – longe disso. A teoria na prática era bem outra.

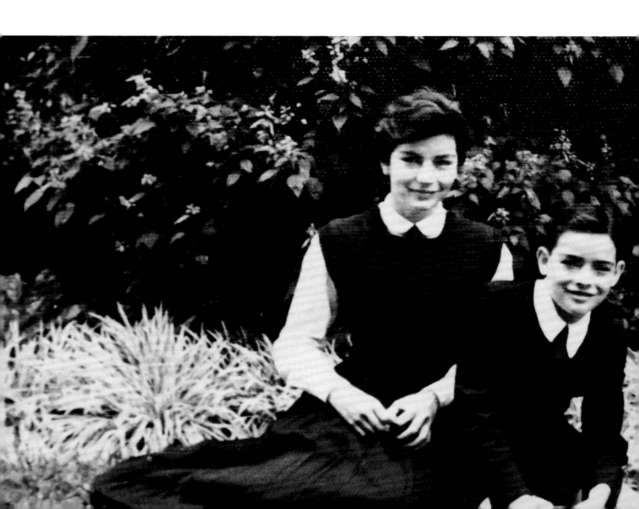

Talvez por isso eu tenha me tornado uma espécie de sapiossexual, esse tipo de gente que ama o tesão intelectual, que se apaixona pela inteligência das pessoas, pela sua capacidade de nos surpreender e fazer rir.

Desde cedo me convenci da ideia de que você não precisa exagerar na roupa, ou na falta dela, como óbvio recurso de exibição sexual. Sempre me pareceu perigosamente vulgar a ideia de uma mulher que queira ficar linda, maravilhosa, como objeto feminino que se oferece na bandeja.

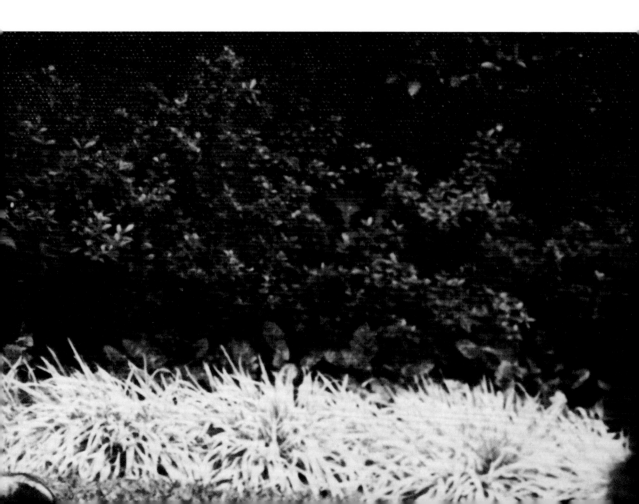

Aos 22 anos, quando conheci o banqueiro Robert Blocker e anunciamos nossos planos de casar, minha mãe ficou preocupada porque ele era americano, de uma cultura tão diferente da nossa – e não teria a classe da aristocracia europeia.

No início dos anos 1960 ainda havia essa mentalidade, e minha mãe sempre foi tradicional. Eu discordava da opinião dela, queria sair logo de casa e decidi seguir em frente.

Robert era o braço direito de David Rockefeller no Brasil, um homem competente, generoso. Sempre teve ótimo senso de humor, qualidade que me atraiu enormemente, e por muito tempo formamos um casal perfeito.

Eu era bem bonita e sabia organizar jantares para banqueiros e políticos com grande frequência e sem complicações. Tive a sorte de me tornar uma dondoca antenada nos anos 1960, num momento histórico dinâmico, de grande revolução nos costumes.Quando moramos em Nova York, logo depois do casamento em 1962, fiz uma pesquisa radical na moda da época, rastreando hábitos e comportamentos do grupo com o qual convivíamos.

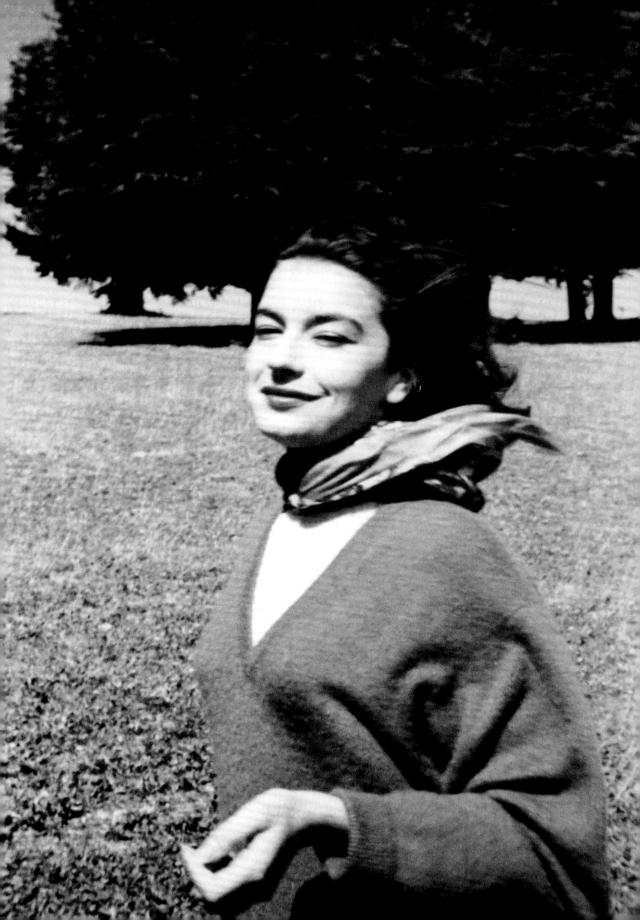

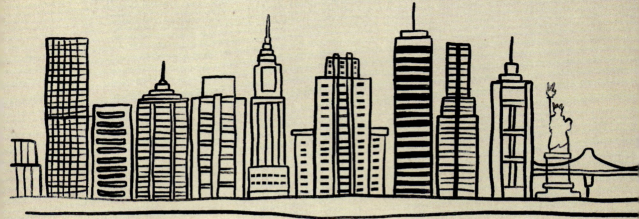

Vivíamos em um cenário excitante, glamouroso como o de *Mad Men*, o seriado sobre as agências publicitárias na Madison Avenue naquela década fervilhante.

Industriais, artistas, publicitários, protagonistas de uma cultura que questionava costumes e gêneros, como Andy Warhol e Truman Capote, eram as pessoas que encontrávamos nos eventos de que participávamos, retrato da prosperidade americana em vários segmentos das artes durante o período.

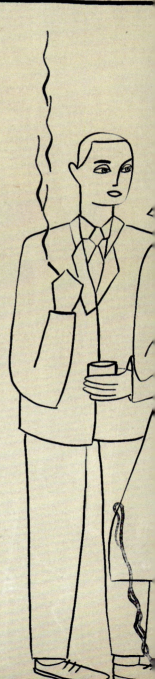

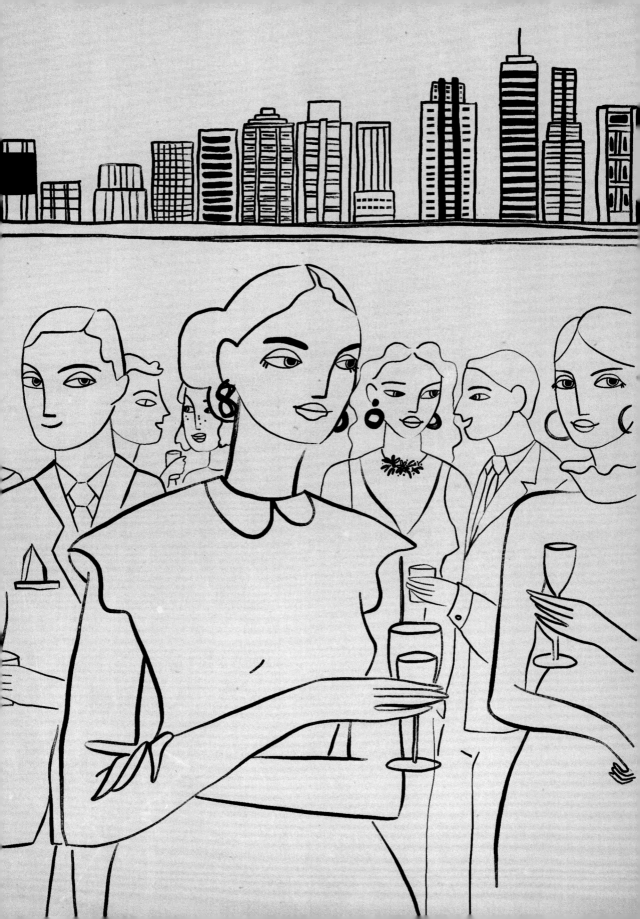

QUANDO VOCÊ FOR PARA
QUALQUER FESTA

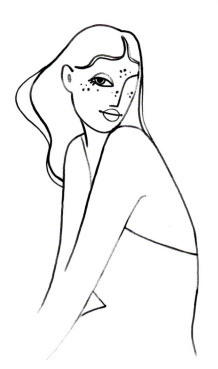

Precisa dar o melhor de você mesma. Pense com antecedência na roupa, no acessório, lave o cabelo na véspera, capriche na maquiagem e na simpatia – se não estiver com vontade de ver pessoas e conversar, melhor não ir. Você está sendo convidada para compartilhar uma noite que deve ser especial, não para prostrar-se em algum sofá e lá ficar até que alguém a tire para dançar.

CHEGANDO, CUMPRIMENTE LOGO O DONO DA FESTA

Sem estardalhaço, claro – estardalhaço nunca. Aqueles gritinhos e abracinhos e beijinhos sem ter fim são só para festa da família com sua afilhada íntima e mais querida. Nunca, jamais, se demore nessa conversa com o anfitrião. Seja breve, não peça para que abra naquela hora o presente que você trouxe. A fila anda, ele vai estar ocupado com outras pessoas e demandas.

OUSE

Festas são as ocasiões perfeitas para cometermos ousadias no estilo, usar aquele brinco grande, o *blazer* mais extravagante, decotes, meias, a maquiagem caprichada. E não se esqueça de um repertório de assuntos ainda mais excitante.

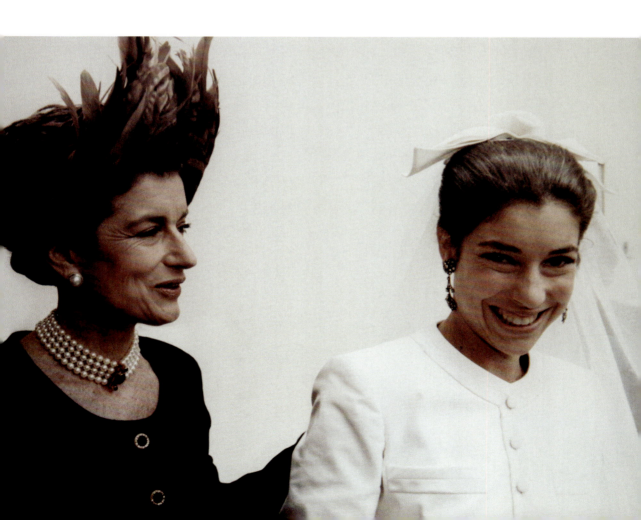

A DONA DA CASA BACANA APRESENTA AS PESSOAS

Quem é elegante dá um jeito, se não logo que a pessoa chega, mas em algum outro momento, sempre fala com todos, mistura as pessoas. Mas a casualização no relacionamento humano pode se radicalizar nesses ambientes, e uma regra esperta é você tomar iniciativas e se apresentar.

NÃO ESTACIONE

Oriente-se, observe tudo com simpatia. Cuidado para não ficar parado olhando estantes, zanzando pelos cantos – é o lugar dos *losers*… Procure se interessar pela festa e se envolva com os convidados.

NÃO INSISTA

Seja claro, objetivo – e, se o outro não responder com a mesma polidez e cordialidade, não insista nunca. Com ninguém.

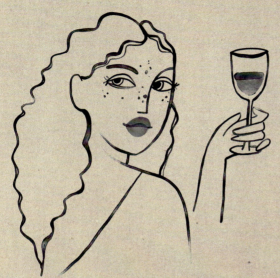

PUXE ASSUNTO

Pode ser difícil até você pegar a manha, mas é a coisa mais chique e natural ao esbarrar com alguém no bar da festa ou ao se aproximar de um grupo. Tome coragem, o outro não vai achar que você está querendo virar amigo ou se oferecendo para ter um caso, só está procurando socializar. Eu chego junto às pessoas e pergunto:

"O que você tá tomando? Já comeu alguma coisa, o que sugere dessa mesa? Faz tempo que chegou? Achei bacana sua bolsa, de onde é? Qual o seu drinque? Parece bom! Ouvi falar do casamento de sua filha: como foi?"

SAIBA OUVIR

Tão logo pergunte e a pessoa responda, preste atenção, não fique ligado em outra roda, na conversa do lado. Quando conversar com alguém, faça dela a pessoa mais importante do salão. É importante ser antena, saber quem está onde, mas também se concentrar na conversa que está tendo com seu interlocutor. Nada mais aflitivo do que aquela pessoa que está falando com você e ao mesmo tempo olhando para todos os lados, inquieta, como se preparando para a próxima abordagem.

A ARTE DE SE MOVER EM FESTAS É FEITA DE CÍRCULOS, POR ONDE VOCÊ CUMPRIMENTA AS PESSOAS, ENTRA E SAI DOS GRUPOS, SEGUINDO A REGRA DOS 3 S: SURGIR, SORRIR E SUMIR

ELOGIE O ANFITRIÃO

Mesmo se tudo não estiver uma maravilha, seja capaz de encontrar algum detalhe para destacar, o ponto perfeito do suflê, o vinho, as flores na mesa.

A HORA DE IR EMBORA É SEMPRE ANTES DO FIM

Timing é tudo na vida. Tem o auge da festa, aquela excitação geral; e logo depois está na hora de você sair. Não fique querendo esticar, esticar, de jeito nenhum. E a não ser que a reunião seja íntima e com pouca gente, não é necessário ir até o dono da festa para se despedir. Até por uma questão de gentileza, fica indelicado dar um abraço de despedida e de alguma forma contribuir com o efeito cascata e fazer um monte de gente ir embora. No outro dia, se quiser agradecer a noite, envie uma mensagem carinhosa.

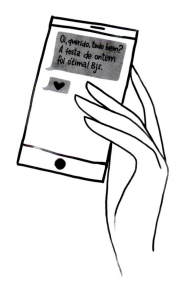

SE A FESTA FOR UM JANTAR

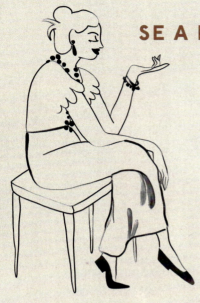

TALHER É TALHER, DEVE FICAR POUSADO SOBRE O PRATO

Nunca fique segurando os talheres, nem pense em fazer isso enquanto está falando. Talher deve levar a comida até a boca. Gesticular com os talheres na mão é um dos hábitos mais deselegantes que alguém pode ter durante uma refeição. Terminando, garfo e faca devem ficar lado a lado, jamais cruzados, refestelados no prato.

TOME CUIDADO PARA NÃO SER ESPAÇOSO

Os gestos precisam ser mais discretos se você está na mesa. É natural ficar um pouco mais recolhido, mas nunca com o corpo curvado. É importante manter a postura correta, ereta, atenta para o corpo não invadir o espaço alheio.

CONVERSE COM QUEM ESTÁ DO SEU LADO

Seja gentil, apresente-se. Será que a gente já se viu antes?

O COTOVELO NÃO FICA APOIADO DIRETO NA MESA

Toda postura muito relaxada, senão em lugares de inequívoco despojamento, pode ser invasiva para quem está ao lado.

NÃO INICIE UMA DISCUSSÃO

Não tente convencer ninguém do seu ponto de vista: o relacionamento social não é um embate. Se é um almoço ou jantar de negócios, você pode manifestar suas opiniões de forma convicta – talvez esteja sendo paga para isso. Mas, se o assunto fugir ao contexto profissional, vale o cuidado de não criar arestas.

DÊ PRIORIDADE PARA O OUTRO BRILHAR

Valorize o que as pessoas estão falando, preste atenção de verdade sem interrompê-las. Não conte a sua própria história no lugar.

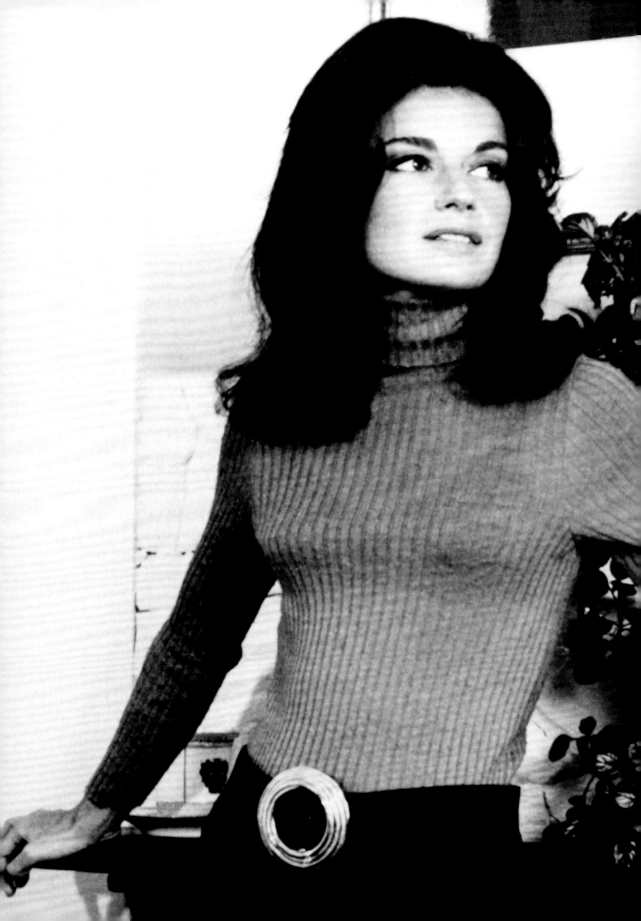

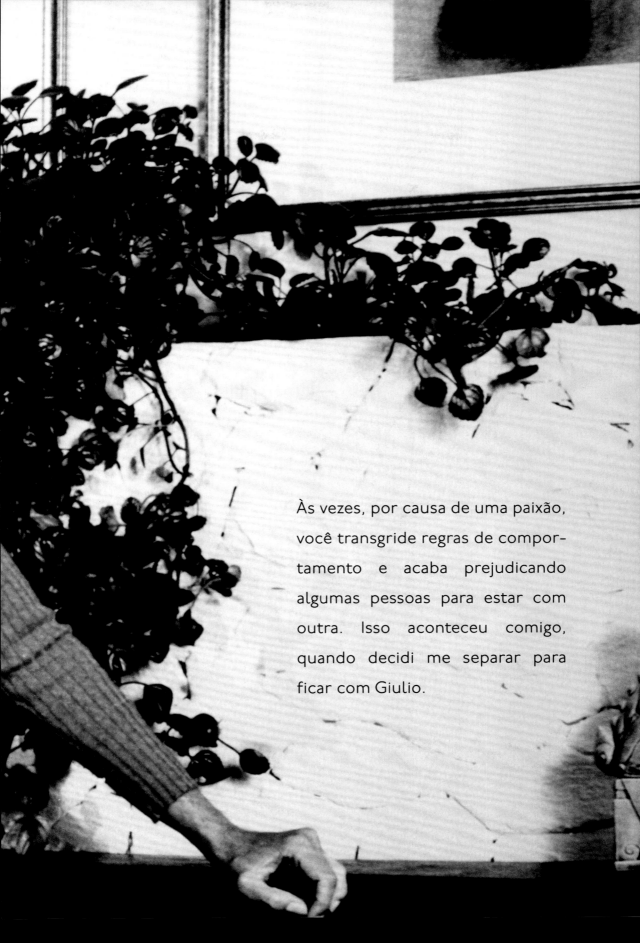

Às vezes, por causa de uma paixão, você transgride regras de comportamento e acaba prejudicando algumas pessoas para estar com outra. Isso aconteceu comigo, quando decidi me separar para ficar com Giulio.

Lembro exatamente da noite em que o vi pela primeira vez, quando chegamos, Robert e eu, em um restaurante tailandês em Santo Amaro, em São Paulo, para um jantar organizado pelo sobrinho do cineasta Luchino Visconti.

O grupo imenso e ruidoso ocupava o salão. Ele estava numa mesa mais ao fundo, com um certo olhar de tédio, e na hora pensei: "Quem será essa pessoa?"

Senti algo perturbador, mas fiquei um ano fugindo daquele sentimento. Passamos a nos ver em reuniões sociais, Giulio tinha chegado havia pouco tempo no Brasil, onde era um dos diretores da Pirelli. Também casado.

Até que nos encontramos por acaso na saída da escola dos filhos. Eu estava no carro, ele veio andando e debruçou-se na janela – foi incontornável. Daquela tarde, da luz nos olhos dele, também me lembro com absoluta nitidez. Impossível controlar, eu tinha alucinação pelo Giulio.

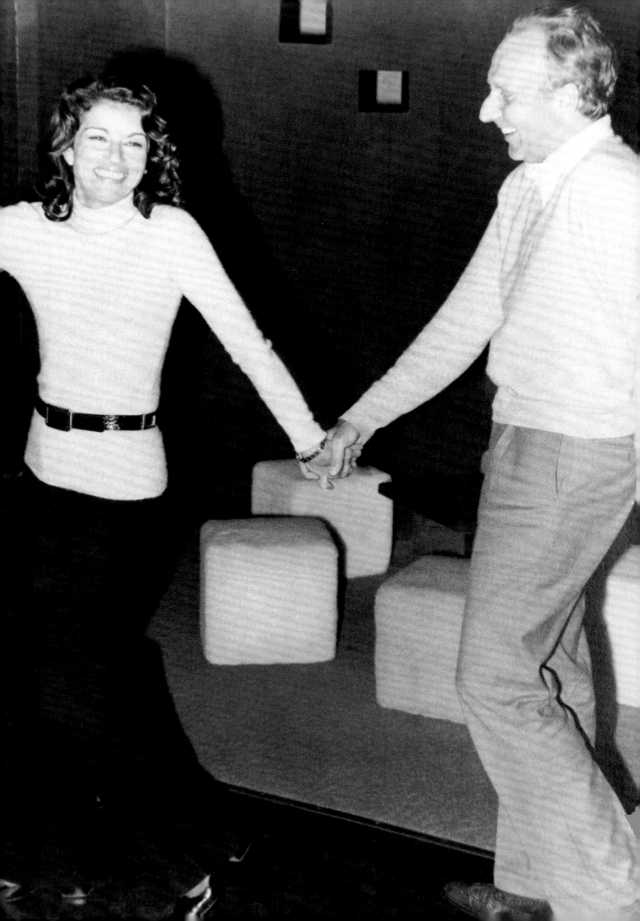

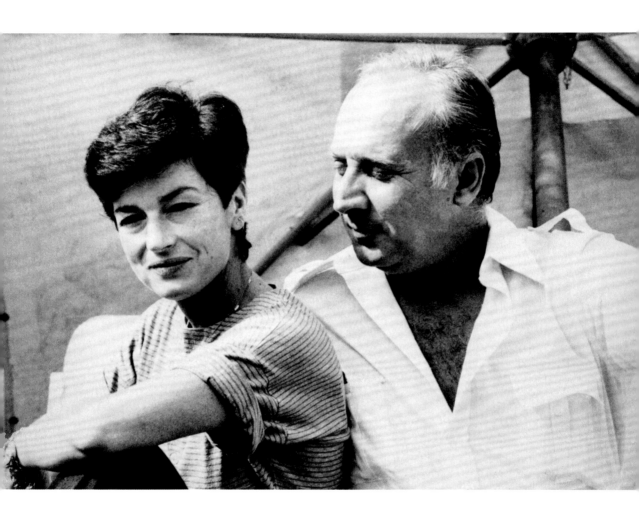

Um homem mais que elegante, educado, irônico: Giulio Cattaneo della Volta foi o grande amor da minha vida, com quem vivi durante 21 anos.

Meus pais me deserdaram. Minha mãe, que lá no início fora contra o primeiro casamento porque o noivo era americano, ficaria dois anos sem falar comigo por causa do segundo marido, um marquês italiano.

Todo mundo sofreu muito. Perdi a guarda das minhas filhas por quatro anos, período em que viajava ao Rio todo fim de semana para ficar com elas – Consuelo com 8 e Alessandra com 6 anos.

Foi um drama. Depois que me despedia das meninas no aeroporto Santos Dumont, todo domingo à noite, eu chorava sem parar. Fiz terapia por muito tempo, e vivia me perguntando: "Meu Deus, o que você fez?" Sentia uma culpa tão grande que só resolvi plenamente aos 60 anos. Mas nunca me arrependi: sempre achei pior viver uma mentira.

Com um senso de humor refinado, engraçado, experiente, Giulio tinha a grandeza de saber viver com beleza e alegria, sem ficar se importando com as coisas pequenas, que podem crescer muito e infernizar o cotidiano. Tratava bem todo mundo: porteiro, diretor, banqueiro, artista, garçom, minha mãe que não queria saber dele, minhas filhas.

Giulio jamais falava mal de outra pessoa, considerando esse péssimo hábito como falta de compaixão. Foi ele quem me ensinou a não ser mixa na vida.

SER MIXA É

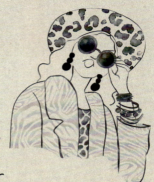

→ Se achar

→ Ostentar: dinheiro, poder, inteligência, beleza, juventude, velhice. Ostentar é sinônimo de mesquinhez

→ Julgar sem conhecer

→ Ser arrogante

→ Não olhar os outros nos olhos

→ Furar fila

→ Guardar as roupas bonitas no armário e usar as mais feias no dia a dia

→ Guardar rancor

PENSA GRANDE, *AMORE MIO*

Giulio Cattaneo della Volta

Eu estava com 35 anos quando me mudei do Rio para ficar com Giulio, em São Paulo. Eram altas as pensões que ele pagava para a família, e com o que sobrava do seu salário alugamos o primeiro apartamento onde moramos, um sobrado geminado em Perdizes.

No início foi mais difícil. Eu ficava muito tempo em casa, angustiada, desenhando, pintando, tentando criar objetos como luminárias, que pudessem ser comercializados em lojas de decoração. Estava furiosa com meus pais por terem me deserdado e, principalmente, com minha mãe, que incentivara Robert a me proibir de ficar com minhas filhas. Precisava sobreviver, encontrar uma saída, um trabalho, e o mais rápido possível.

Comecei como produtora de decoração na revista *Claudia*. O ambiente não podia ser mais hostil – logo ao ocupar uma mesa na redação ouvi de uma das jornalistas, de forma ostensiva, que era um absurdo a empresa ter me contratado, lá eu estava roubando o pão de outra pessoa que precisaria mais que eu.

Daquela vez reagi de imediato ao *bullying*. Além de bonita, eu era uma espécie de dondoca moderna, diferente do grupo. Mas sem medo ou cinismo, em voz baixa e olhando nos olhos da tal jornalista, respondi que também precisava trabalhar para ganhar meu pão. E era verdade.

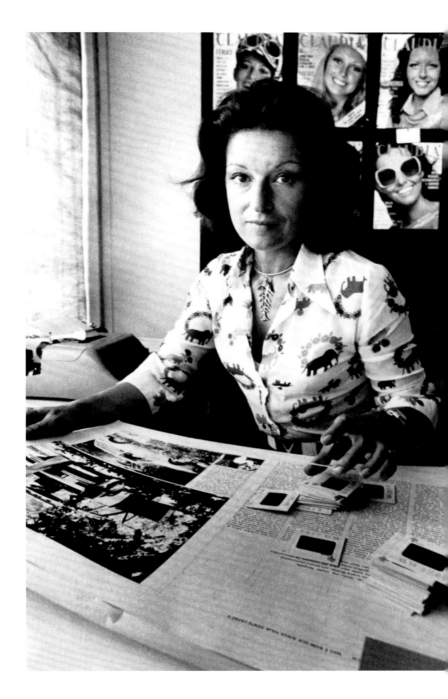

Na redação da *Claudia*, onde levei anos até superar a hostilidade dos colegas e provar minha competência.

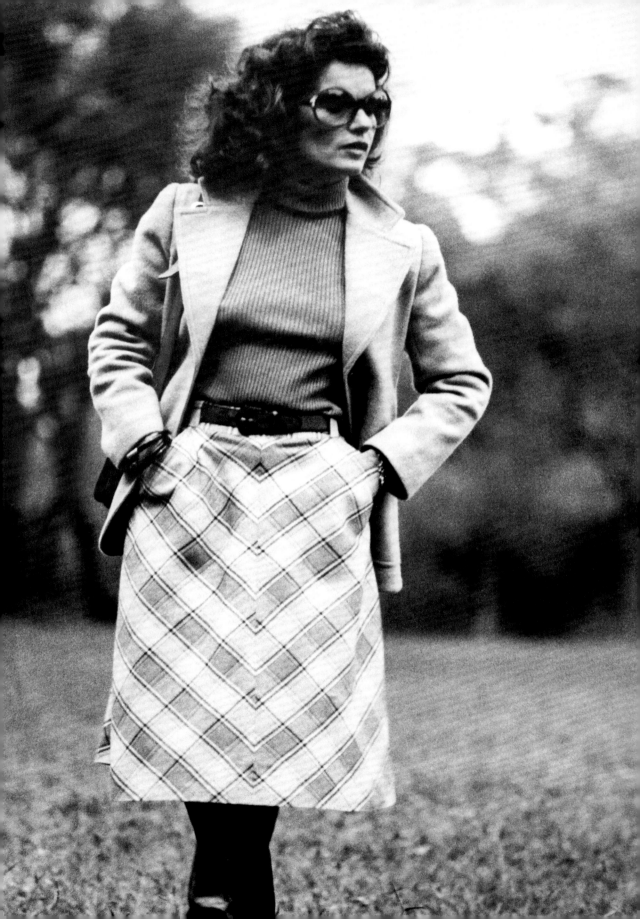

EU IA TRABALHAR PENSANDO QUE DEVIA MOSTRAR ÀS MINHAS FILHAS QUE NÃO ERA UMA PESSOA SUPERFICIAL. QUERIA RECONSTRUIR UMA DIGNIDADE QUE JULGAVA PERDIDA.

Mergulhei no trabalho e aprendi rápido. Depois dos primeiros meses produzindo matérias de decoração, passei a fazer produção de moda, algo ainda incipiente nos anos 1970.

Foi um mundo que descobrimos de forma original e ousada, um universo que passou a ser explorado pela imprensa brasileira com produções cada vez mais complexas e ambiciosas, ocupando um espaço maior e precioso nas revistas. Um novo mercado de moda se abriu no país, a partir daquelas primeiras publicações.

Concentrada no trabalho, sabendo me vestir, acabei sendo fotografada também. Depois de quase uma década trabalhando doze horas por dia, ganhei reconhecimento entre os editores e conquistei respeito profissional no mundo da moda.

✳ Meu pai vestia colete em casa. Entendo que o século XXI seja mais despojado, mas não vamos exagerar.

✳ Você precisa estar confortável, mas não andar como um indigente, ainda que dentro de sua casa. Sandálias sujas, meias furadas, camisolas com alças esgarçadas, camisetas encardidas, cabelo amarfanhado – mais que deselegância, é falta de noção.

✳ Se a gente está desarrumada, se sente diminuída, projeta uma imagem vulnerável. Com roupas limpas, bem cuidadas, nos sentimos mais fortes para enfrentar os infinitos deslocamentos do dia.

No início do meu casamento com Robert, eu já ficava ligada para que ele me visse linda, sempre arrumada e perfumada. Aos 20 e poucos anos, mais em forma impossível – e ainda assim eu levantava antes dele, às seis da manhã, para escovar os dentes, lavar o rosto, pentear os cabelos. Foi assim durante anos, eu me levantando sem fazer barulho, às escondidas. Até que ele me disse: "Eu já vi que você se levanta antes, vem pra cama!" Rimos muito, mas eu não abandonei meu ritual.

Meu casamento com Giulio foi ardoroso, caloroso, e ainda melhor quando começamos a viver em casas separadas. Logo que as coisas foram se acertando, depois que recuperei a guarda de minhas filhas e meu trabalho foi se consolidando, passamos a morar em dois apartamentos interligados, no mesmo prédio.

No andar de cima, ficava o meu e de minhas filhas. Embaixo, o de Giulio. Os pontos de encontro do dia eram a sala e a mesa de jantar. Essa divisão de espaço permitiu que a relação entre ele e as meninas crescesse de forma natural e muito carinhosa.

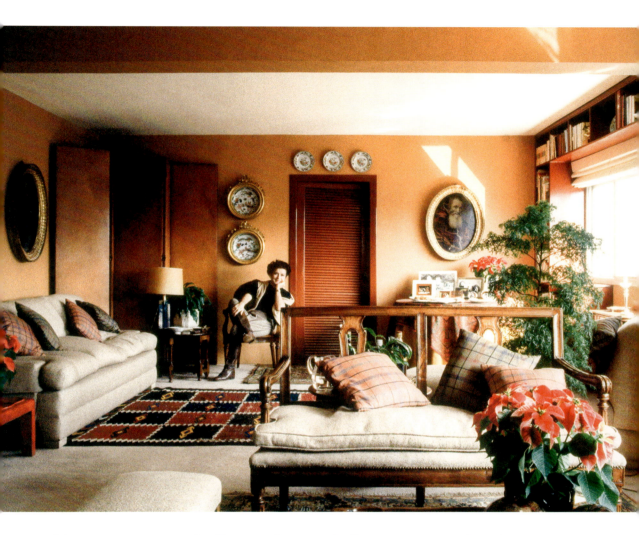

No apartamento do Pacaembu, onde fomos morar depois que recuperei a guarda das minhas filhas. Giulio morava no andar de baixo. Esta sala de estar era um dos pontos de encontro da família.

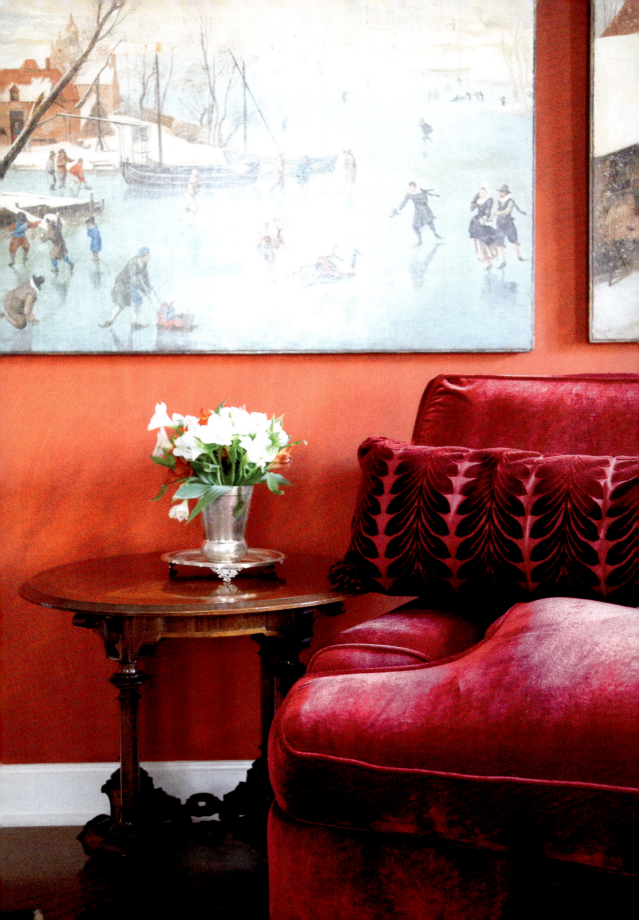

Os rituais de cuidado na sua apresentação com o outro e a privacidade que podem se conceder são trunfos a mais nas relações íntimas. No namoro, no casamento, nas histórias de casal, fazemos tantas concessões que elas acabam minando o terreno amoroso. Quando temos a possibilidade de separar os espaços, o relacionamento tem mais chance de durar. Não permanece um idílio quando você tem que dividir o mesmo banheiro, a mesma cama ou sofá, o tempo todo.

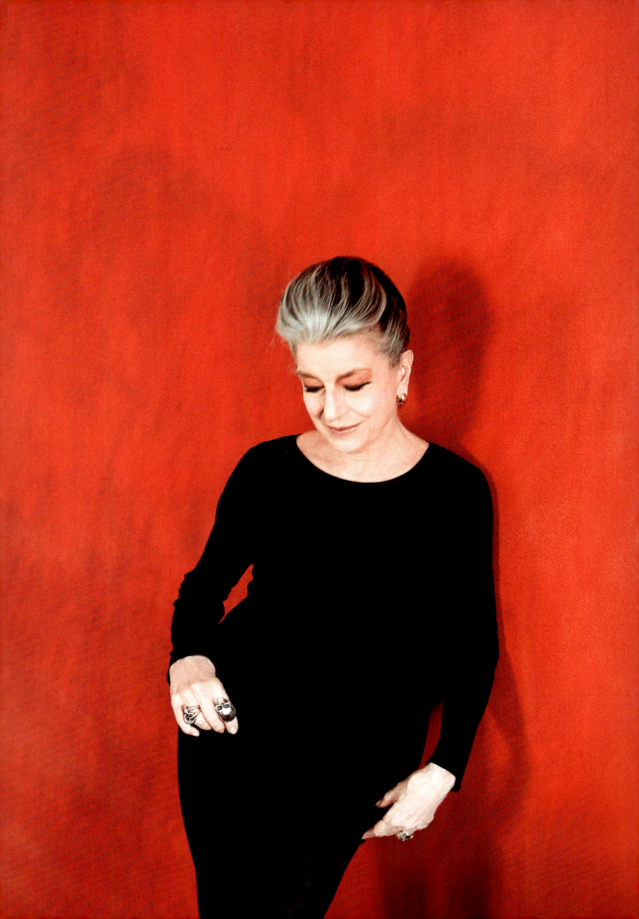

a casualização da moda

A fórmula do homem se vestir sempre foi mais esquemática do que a da mulher. Cumprir o *dress code* tem sido complicado para nós desde os tempos medievais, com a adoração generalizada por roupas que mutilam nosso movimento, dos espartilhos até as cinturinhas de vespa dos anos 1950 e os saltos hiperbólicos impostos até o final do século XX.

Com a criação de um novo código de vestir, no início dos anos 2000, mudou tudo. A figura icônica do sucesso se casualizou através de Steve Jobs.

Ao anunciar suportes de comunicação de massa cada vez mais revolucionários e sofisticados, com *design* cada vez mais simples, o criador da Apple também se consagrava como símbolo da nova elite no poder.

Tão elegante quanto seus *devices*, adotando o mesmo guarda-roupa em todas as suas apresentações, Steve Jobs instituiu o *normcore* – código de vestir "normal", simplificado ao máximo, três peças unindo alta qualidade e conforto: tênis, *jeans* e camisa preta.

O homem de sucesso que transgrediu os limites da comunicação social também foi um esteta, atento à forma e à função do seu produto e de si mesmo. Limpeza de linhas e pureza da forma passaram a ser signos da elite que sabia associar requinte ao anti-convencional. Sem terno e sem colarinho branco, já que o rulê da camisa substituiu também a gravata.

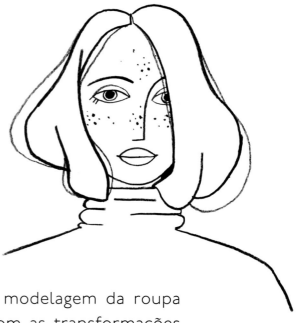

É impossível falar sobre a modelagem da roupa sem discutir sua relação com as transformações sociais. Nos anos 1980, os *yuppies* usaram seu uniforme de suspensórios, ombreiras e gravatas coloridas para serem reconhecidos como modernos, o *power dressing* igualando a silhueta feminina à masculina. Os megaombros tinham ligação metafórica com autoridade e afirmação na sociedade, já que mulheres conquistavam empregos *high status*.

Outra importante influência na moda naquela década foi a chegada ao Ocidente de Rei Kawakubo, da Comme des Garçons, e de Yohji Yamamoto. Eles introduziram roupas informais, soltas e amplas, baseadas na modelagem *flat* dos quimonos, que só se adaptam ao corpo quando vestidos, e não com a técnica ocidental do *moulage*, que abraça e delineia as formas. Importante sugestão de liberdade.

Em tempos atuais, o corpo e suas emancipações ocupam cada vez mais a discussão em relação às transformações na sociedade.

O desfile mais surpreendente da temporada do outono de 2019, por exemplo, foi o do japonês Tomo Koizumi em Nova York. Exótico, fabuloso e divertido, anunciado somente 24 horas antes para a imprensa, transformou-se num raro *happening*, que se apoderou das manchetes e mídias sociais como um *tsunami*. Baseado em Tóquio, Koizumi se especializou em roupas extraordinárias para celebridades como Lady Gaga.

Na loja cedida por Marc Jacobs na Madison Avenue, vestidos enormes, volumosos e coloridos, meticulosamente construídos com formas geométricas, formaram um imponente arco-íris na passarela. No clima "fashion-weeks-têm-que-ter-mensagem-propósito-e-objetivo", as superproporções se mostraram em sintonia com a atual e generalizada tendência para a magnitude das formas.

Basta observar em passarelas tão diversas quanto da Valentino, da americana The Row, da britânica Simone Rocha, entre outras. Além dos *shows*, estrelas dos *red carpets*, *influencers* e até "quase-comuns-mortais" estão testando os limites da *big fashion*.

Hoje me parece que, para alguns *designers*, o *oversized* e as formas soltas fazem parte de uma filosofia criativa que é, ao mesmo tempo, estética e moral. Pode abraçar a ideia de que mulheres têm diferentes formas e tamanhos e ser lida como demonstração de poder. Influenciada pela elite artística, pelo *hip hop* e a *black music*, a segunda onda do processo de "casualização" da moda, na segunda década do século XXI, nos trouxe o *oversized* e também os novos tênis.

VOCÊ É TÃO JOVEM QUANTO SEU SAPATO

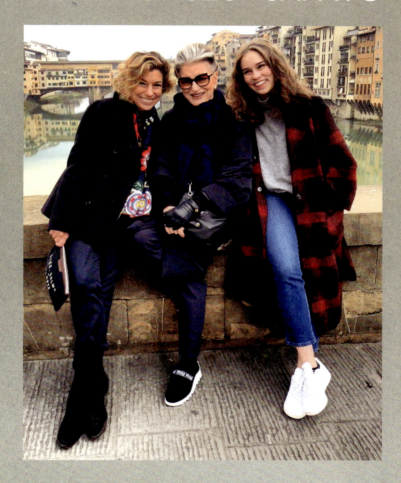

Os pares dos sapatos mais confortáveis do mundo não teriam mais a mesma função que tiveram, nos distantes anos 1990 – quando o tênis tornou-se a síntese do *athleisure*, o código de vestir que integrava o esporte ao trabalho e lazer, as aulas na academia de ginástica às reuniões profissionais e outras atividades do cotidiano.

Agora, a função atlética caiu, mas o tênis passou a signo mais eficiente da casualização e democratização da moda: o sapato para quem se desloca, se mexe nas metrópoles, para a vida em trânsito.

Cômodos, os *ugly shoes* ocupam o espaço de quem luta para conquistar o seu poder e são assertivos como quem diz: eu estou aqui.

Comecei a usar tênis com peças de alfaiataria já na primeira década do novo século e lembro-me do estranhamento que muita gente ainda sentia, ao me ver circulando em festas ou nos desfiles de moda com meu Stan Smith.

Para mim pareceu perfeito: o calçado confortável e com estética contemporânea para quem anda muito, e como eu também pode adorar um alívio para a dor nas costas e a artrose nos pés.

Já que eu iria usar o tênis, que fosse o original, o mais clássico de todos, o tênis consagrado pelo supertenista americano dos anos 1970. Totalmente branco, sempre limpo, sem firulas, atemporal.

A casualização da moda estimula a vontade de cada um se mostrar à sua maneira. Não existe mais essa de pensar: "Vou me vestir igual àquela colega". Nesse contexto, cai por terra a proposta de *look* do dia.

Algumas blogueiras ainda são referência para pessoas que estão começando a se interessar por moda. Mas não recomendo copiar as roupas de uma maneira mais barata, como acontecia antigamente com as atrizes da Globo. Bom mesmo é poder se vestir do seu jeito. Essa coisa de cópia das "pessoinhas" está passando.

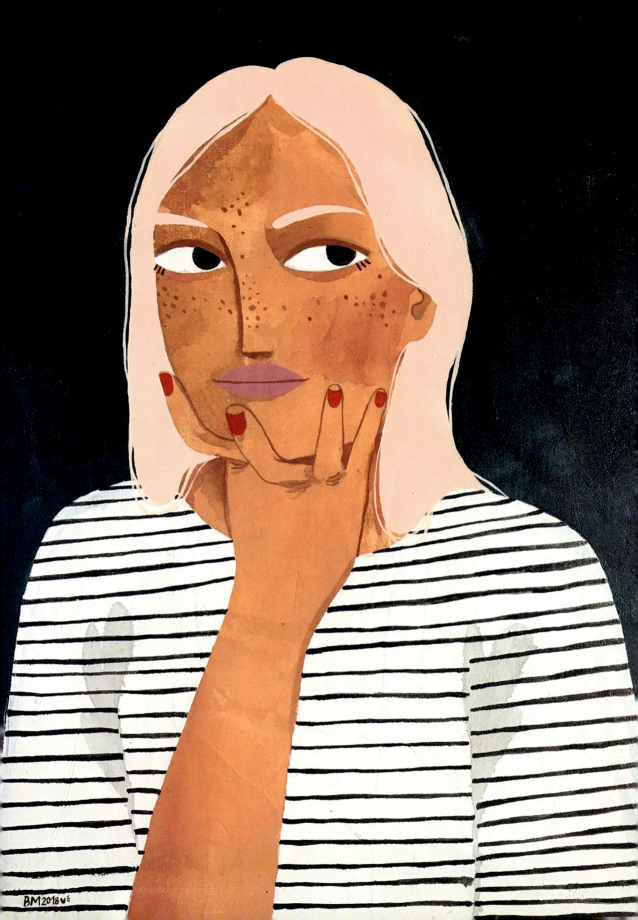

SIGA SUA PERSONALIDADE.
ESTA É A LEI FUNDAMENTAL. QUEM
SABE SE INDIVIDUALIZAR É QUASE UMA
REVOLUCIONÁRIA NOS DIAS DE HOJE

ENCONTRE SEU UNIFORME. PARA COMEÇAR, VOCÊ PRECISA DA BASE QUE LHE DARÁ CONFIANÇA, COMO UMA SEGUNDA PELE OU O TRIO DE STEVE JOBS, UM CONJUNTO A PARTIR DO QUAL VOCÊ VAI CRIAR SOBREPOSIÇÕES ESPECIAIS E PERSONALIZADAS, UMA ROUPA QUE VOCÊ PODERÁ REPETIR MUITO – DESDE QUE ESTEJA SEMPRE LIMPA, IMPECAVELMENTE LIMPA

O uniforme é um trunfo a mais. Protege e ajuda você a consolidar seu estilo, além de facilitar a escolha nas manhãs em que estamos com mais dificuldade de sair para a vida. Então lá está, o nosso conjunto já definido de véspera, só vestir.

Minha base tem sido o tênis branco + calça preta + blusa preta – variando enormemente o que acompanha esse uniforme, como o abrigo (jaqueta, pashmina, *blazer*), óculos, brincos, bolsas, anéis.

Com ele não vou para jantares. Posso estar com a mesma roupa o dia inteiro, mas daí levo um par de sapatos e troco só o calçado para o jantar, e isso faz uma completa diferença, dá a formalidade adequada.

Claro que se você é uma pessoa que não gosta de tênis não precisa usá-los para acompanhar a casualização. Mas é sempre bom saber que os saltos altos não são mais obrigatórios – nem na balada nem no escritório.

Muita gente me pergunta se pode colocar um brincão, anéis e pulseiras, estando com tênis. Sim! Eu uso muito e adoro. Há priscas eras o tênis era exclusivo para práticas desportivas, mas o processo de democratização da moda o elevou exatamente à categoria de sapato do dia a dia.

Continuo usando o meu Stan Smith, mas também tenho substituído os tênis por sapatilhas confortáveis, de veludo. Quando vejo todo mundo usando, mas todo mundo mesmo, aí começo a pensar quais as próximas alternativas.

Quando viajo a trabalho, programo dois ou três uniformes para usar como base para o evento, que em geral dura uma semana inteira. Provo todos antes de colocar na mala. Separo o que precisa ser lavado, passado, antes de empacotar nos sacos plásticos em que guardo as peças separadamente, na bagagem.

Você pode repetir o uniforme quantas vezes precisar – é para isso que é feito. Para estar sempre funcional e adequado, de acordo com sua agenda diária. Mas precisa estar sem qualquer manchinha que você pensa que ninguém vê.

Depois de vestida essa base, aí, sim, você complementa com o que pode distinguir seu dia, os acessórios, o supercasaco de oncinha de pele *fake*, brincos e anéis. Antes de viajar também planejo esses extras com atenção, checando a temperatura da cidade e definindo quais usarei em cada dia.

Uniformes nos salvam, principalmente nas *fashion weeks* em que os desfiles começam cedo. Chego sempre um pouco antes. Dou um rasante, falo com quem preciso, sigo para o meu lugar. Se você estiver na primeira fila, não pode estar com a roupa errada nem deve se atrasar.

O uniforme de uma cor só facilita. Calça e blusa da mesma cor, tons acima ou abaixo um do outro, modernizam a forma e alongam a silhueta mais do que peças contrastantes. O tom sobre tom é uma tendência prática e contemporânea.

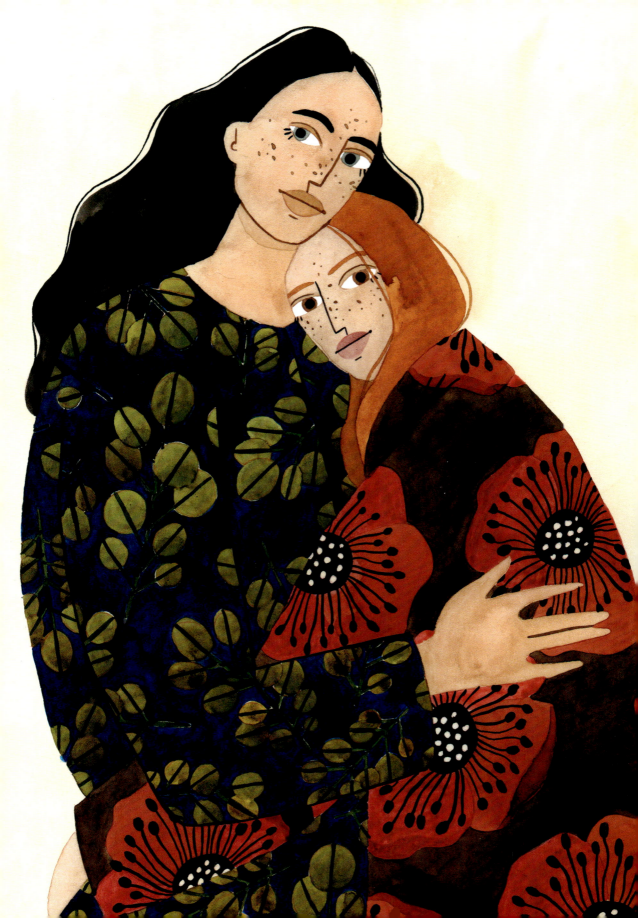

Estampas são perigosas porque cansam facilmente e podem vulgarizar um *look* se forem muito parecidas com tudo o que você vê a toda hora. Se você gosta das estampas, procure as que envolvem elementos da mesma família de cores, como tons de laranja com vermelhos.

Preto envelhece? Um pouco, sim – e na minha idade isso faz diferença. Principalmente o preto fosco, que absorve a luz e reduz a silhueta. Por isso tenho optado por cores mais claras, *off--white*, tons rosados.

Se você tiver que optar por um único tom de roupa, no entanto, escolha o preto. É a cor mais sóbria, que cai bem nas mais diversas ocasiões, com acessórios e calçados diferentes. A maquiagem também contribui para fazer do preto uma cor mais sensual, mais formal ou até mais descontraída.

Vermelho é a cor mais quente, mas exige moderação. Um vestido todo vermelho dispensa fendas, ou decotes, senão fica excessivo.

É MELHOR TER UMA BOLSA INCRÍVEL DO QUE DUAS OU TRÊS MEDIANAS QUE VOCÊ SÓ COMPROU PORQUE ESTAVAM COM PREÇO BOM

A democratização da moda também simplificou o uso das bolsas. Voltaram a ter alças um pouco mais longas, para que possam ser usadas de forma mais casual.

Também diminuíram um pouco de tamanho – aquelas agigantadas, estruturadas, ficaram pesadas para os novos tempos. Bom mesmo é ter uma bolsa que possa atravessar o dia inteiro com você.

Como é raro ter tempo para passar em casa antes do evento, a bolsa de trabalho pode ser adequada até mais tarde – desde que a noite não seja de gala, é claro.

Invista, pesquise, economize para comprar a-bolsa-perfeita, com acabamento impecável e material de alta qualidade. Se você tiver comprado aquela mais baratinha, só por causa do preço, dificilmente vai funcionar como acessório que agrega valor. Pelo contrário, aquela bolsa assim-assim banaliza sua imagem.

Usando bolsas atravessadas pelo corpo, como as alças mais longas permitem, ajuste o comprimento e o lugar onde ficam antes de sair por aí, com a bolsa na frente da barriga, ou nas costas. O comprimento ideal das alças varia na altura do quadril, e a bolsa deve ficar ao lado do corpo, um pouco mais à frente ou atrás, nunca jogada de qualquer maneira.

Há um declínio do uso do colar, em detrimento dos brincos – que sempre foram populares no país, onde a paixão por cabelos longos convida as mulheres a usar brincos maiores.

Sempre amei os *statement earings* – brincos que iluminam o rosto, de dimensões maiores. Você pode usá-los com uma produção mais simples, jeans e tênis, que irão distinguir seu estilo.

Nada é proibido, mas atenção para não usar tudo combinandinho, como se fossem brinco, colar e anel da mesma família.

Entre as joias que amo estão os anéis. Para mim são as peças que mais revelam a personalidade de uma mulher. Gosto de usar vários, de estilos diferentes, ao mesmo tempo – já houve época em que usava doze anéis ao mesmo tempo!

Meu preferido no momento é o anel com caveira que meu neto Cosimo me deu. Tem um significado especial só para mim e ao mesmo tempo é signo de uma essência universal. Há pouco tempo, Allegra, minha neta, me deu o mesmo presente, encomendando o anel na lojinha em Paris onde seu irmão também comprou.

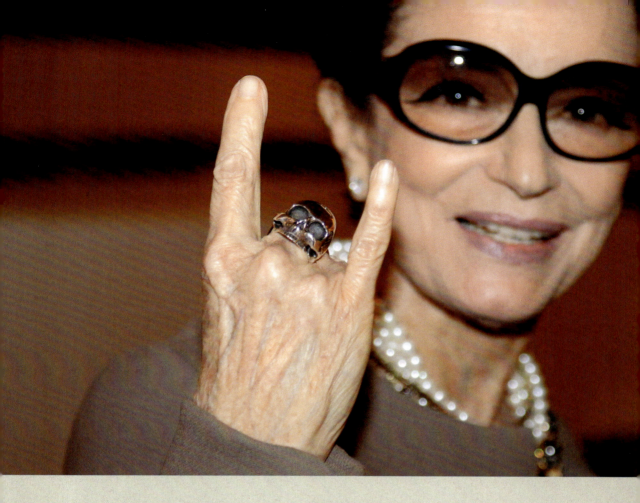

Provocante, irreverente, o anel com a caveira me diverte. Evoca transitoriedade, nossa breve passagem pela Terra. A cada vez que o observo tenho a sensação de que ele também me encara e diz, em silêncio irônico, a célebre frase em latim: MEMENTO MORI – lembre-se de que você vai morrer.

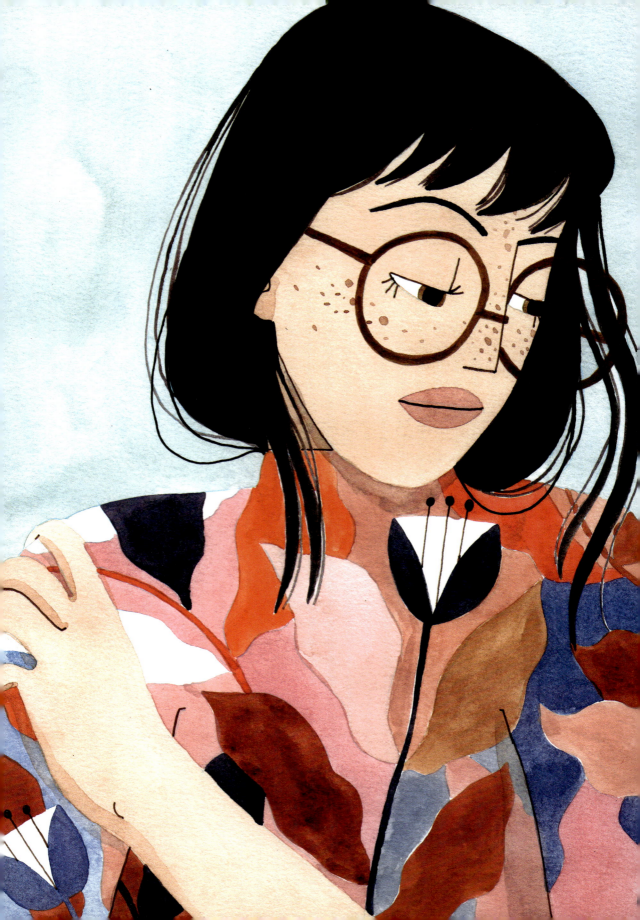

OS ÓCULOS SÃO UM COMPLEMENTO DA SUA PERSONALIDADE. OS ACESSÓRIOS DE MODA MAIS BARATOS QUE MAIS MUDAM VOCÊ

→ Você precisa reservar tempo para experimentar na loja. Tire foto de você mesma com ele. Se possível, faça um vídeo para ver como os óculos funcionam em vários ângulos.

→ Os óculos devem harmonizar com seu rosto, mas sobretudo com o seu jeito de ser.

→ Óculos se transformaram quase numa tatuagem. Há quem não consiga comprar bem suas roupas, mas sabe escolher óculos que expressam seu estilo de forma criativa, original.

O hábito de usar óculos cresceu de forma tão exponencial e irreversível quanto o uso de tênis. É uma prática social que vem se consolidando em todos os patamares, adotada pela influência avassaladora de figuras da cultura *pop*, como os *rappers*, estrelas da *black music* e outros representantes da elite artística.

Adaptando os óculos da não leitura para a leitura, a moda consagrou a celebração *nerd-chic*: você pode usá-los quando quiser, principalmente quando precisa mesmo deles para enxergar melhor, na rua, na chuva, na fazenda, na cerimônia do Oscar.

Acabou a regrinha, aliás acabaram todas as regrinhas – óculos podem ser usados com vestidos de gala, com brincos, de noite, na festa.

Só em um jantar, numa *private party*, eu não uso os óculos escuros. Nesse caso, substituo pelos óculos de grau normal, com as lentes claras.

Comecei a não enxergar bem logo no final dos anos 1980, mas só adotei o uso bem mais tarde. A partir de então passei a fazer tudo de óculos... Tenho vários, e nada me parece mais eficiente para compor um estilo do que o par certo de óculos.

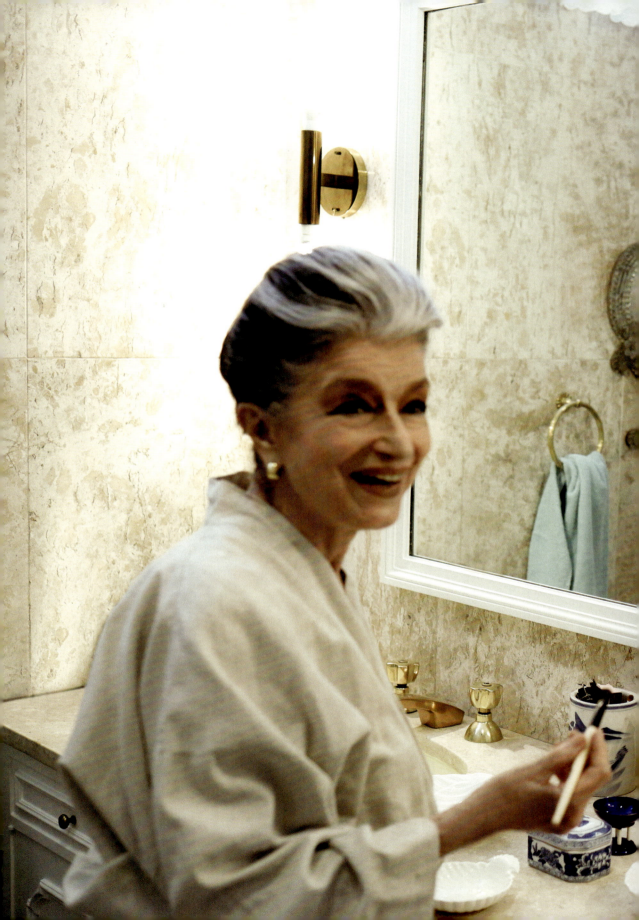

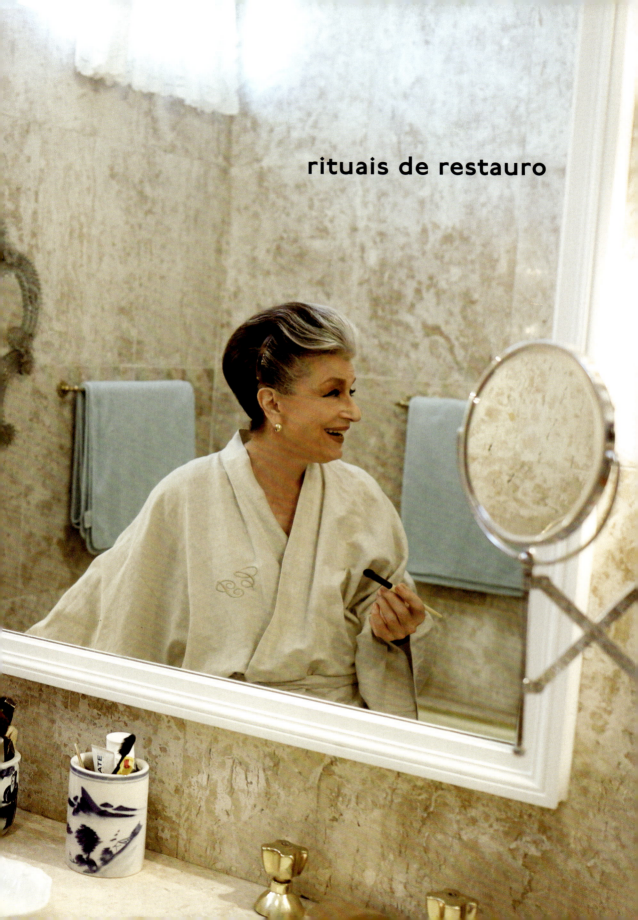

rituais de restauro

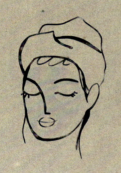

Levo duas horas para me arrumar. Então levanto às cinco da manhã, se às sete preciso sair de casa. Prefiro me arrumar do que ficar dormindo. Não quero fazer tudo com pressa, sem pensar, e depois atravessar o dia malvestida, com frio ou calor, me sentindo inadequada, sem charme. Respeito o tempo que preciso levar para estar de acordo – comigo, com os compromissos da agenda.

É claro que não acordo saltitante, com o cantarolar dos passarinhos, feliz por deixar travesseiros e lençóis. Mas, antes de ter a mínima fração de segundo para pensar em qualquer coisa, saio logo da cama e me jogo na primeira função da série que vai garantir que eu esteja pronta na hora.

✳ Sou básica no que diz respeito aos cuidados essenciais. Água, água, muita água. Será sempre a providência inicial, e mais importante.

✳ Sabemos que o elemento mais importante do nosso organismo é a água: o sangue é feito de 95% de água. Por que então só bebê-la na hora da sede? Erro grave.

✳ Bebo dois litros de água toda manhã, ao longo das duas primeiras horas em que estou me arrumando. Aparentemente acumulamos muitas toxinas durante a noite, e essa água vai ajudar a nos livrar dessas substâncias mais depressa.

✳ Como tenho pele seca, trato de hidratá-la mais. É tão significativa a mudança quando você começa a observar como uma maior quantidade de ingestão de água beneficia o tônus da pele!

✳ Quando tenho um evento mais caprichado, na véspera já começo a beber mais água. Turbino o consumo a partir da manhã anterior e vejo uma diferença notável na qualidade da pele.

✳ Beba água pura, sem gás, mais fácil de ser absorvida e mais eficiente na limpeza das toxinas.

✳ Não é para ficar em dúvida, com preguiça: mas será mesmo? Precisa beber mais de dois litros por dia? Desse tipo de questionamento não sofro, só atrapalha.

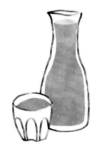

✳ Se você fica matutando, pode tornar-se prisioneira de pensamentos obsessivos. E aí não vai pra frente! Sou guiada pela intuição e acho que devemos confiar nela. A percepção pode ser mais confiável do que a inteligência, então siga adiante no que já se determinou. Decisão tomada é decisão tomada.

Quando me determino a fazer algo porque preciso, porque é bom para mim – vou adiante. Não questiono os efeitos do processo no segundo dia, não dou para trás. Se devo tirar lactose da alimentação porque me provoca alergia, eu tiro. Se é para andar todo dia meia hora, dou um jeito, encontro tempo, ainda que seja de madrugada ou de noite. Se nos comprometemos a fazer a melhor cobertura do desfile, conte comigo, ficaremos até mais tarde, chegaremos cedo. É assim com a lactose, a caminhada, a cobertura do desfile.

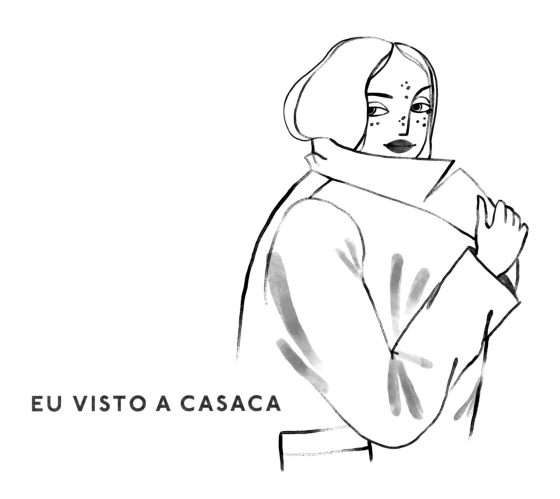

EU VISTO A CASACA

SEM EMOÇÃO, BELEZA E ELEGÂNCIA NÃO EXISTEM

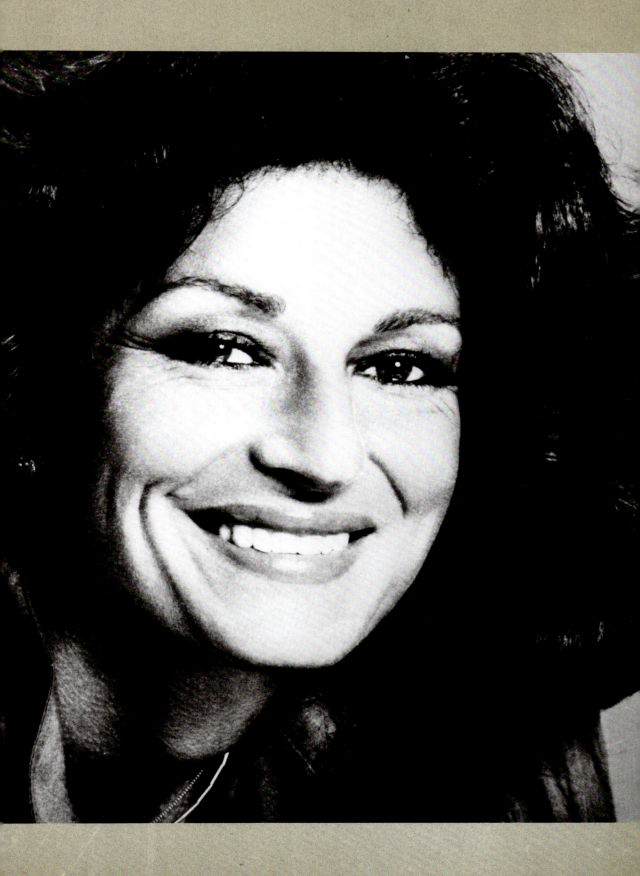

O MAKE É UM RETOQUE ESSENCIAL PARA A SUA PELE, E MESMO A MAQUIAGEM LEVE FAZ DIFERENÇA, SIM. DÁ VIÇO AO ROSTO, ESCONDE, REALÇA. NÃO DEVE SER UMA ETAPA NEGLIGENCIADA DA SUA PRODUÇÃO. FAZ UMA DIFERENÇA GIGANTE

Este fascínio que temos pelos potinhos milagrosos, que faz a indústria dos cosméticos crescer apesar de toda a recessão econômica, não é nada benéfico em se tratando do essencial para cada uma de nós – os produtos mais eficientes têm funções múltiplas, e não costumam ser baratos...

No ritual de restauro, precisamos incluir um *set* pequeno mas eficaz de limpeza e hidratação. Procure um dermatologista, aposte numa boa marca, resista à tentação de comprar novidades sobre as quais ainda não se tenha informações consistentes.

Novamente você deve priorizar qualidade à quantidade. Em vez de comprar um novo creme a cada vez que entrar na drogaria – afinal o preço estava ótimo! –, acumulando vidros em profusão na bancada da pia, escolha o melhor e precisamente indicado para o seu tipo de pele.

Você precisa se maquiar com calma. Por que deixar sempre para a última hora? Se você faz correndo, às pressas, retocando no carro, não fica incrível. Pode se organizar melhor, e eu digo que vale a pena.

✳ Depois da limpeza e da hidratação, o protetor solar é obrigatório. Mas está chovendo! Não importa. É para usar todo dia, como barreira aos raios de luz, que vêm de todas as partes, inclusive da tela do computador, diante da qual costumamos ficar várias horas na jornada de trabalho.

✳ Use no rosto e nas mãos, que ficam muito expostas ao sol e envelhecem rápido.

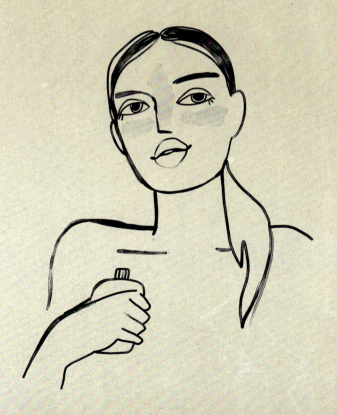

✳ Uma base de boa qualidade também conta muito. Voltamos ao suporte essencial, à primeira cobertura – que precisa ser bem-feita, espalhada em todos os pontos do rosto e do pescoço. Teste bem a cor antes de comprar – e escolha o tom mais próximo possível do seu.

✳ Use um pincel, use um pincel! Na pressa, você pode acabar espalhando a base com os dedos, e o resultado não vai ficar bom. Só o pincel cobre todas as ondulações, todo o nariz, ruguinhas em volta dos olhos – e ajuda você a economizar, usando pouca quantidade do produto.

✳ Como queremos clarear a área ao redor dos olhos, ou disfarçar manchas escuras, tendemos a escolher um corretivo mais claro do que o nosso tom de pele. Mas o corretivo certo deve ser exatamente da nossa cor, senão um ou dois tons acima. Com a pálpebra mais clara do que a face a gente não rejuvenesce, pelo contrário...

✳ Se o seu objetivo é aumentar os olhos, abrindo a expressão do olhar, o primeiro passo é curvar os cílios, começando bem da raiz. Depois, escolha a máscara certa, que você precisa descobrir testando.

✳ A máscara deve dar volume, mas não ressecar depois – não tem nada que nos envelheça mais do que o rímel que vai craquelando, desfazendo-se ao redor do olhos.

✳ Não basta escolher uma cor interessante e simplesmente aplicar a sombra no meio da pálpebra. Use um pincel pequeno, próprio para a área, e comece a aplicação do canto de fora do olho para dentro – para que a cor vá ficando mais clara, conforme se aproxima do canto interno.

SOBRE SOBRANCELHAS

Conheço poucos atentados à beleza tão graves quanto o redesenho das sobrancelhas, como vem sendo feito agora – com traços artificiais, retilíneos, cores fortes. É um crime.

Se os profissionais que fazem esse tipo de tintura ainda tivessem o talento de Michelangelo... Como é improvável que isso aconteça, não refaça radicalmente um contorno que precisa ter harmonia com seu rosto.

Mantenha o foco na manutenção da sobrancelha naturalmente cheia – lembre-se de que você poderá precisar economizar cada pelo, com a passagem dos anos, e muito cuidado ao tirar as linhas que funcionam como uma moldura para o seu olhar.

Os lápis para ajudar no preenchimento de falhas devem ser finos, exclusivos para esse uso, num tom abaixo da cor das suas sobrancelhas, para que você possa dar os retoques sem que sejam notados.

Quinze minutos. Isso mesmo. Sei que, para pintar os olhos, vou precisar no mínimo de 15 minutos. Já me perguntaram qual o segredo da linha que traço no olho, e respondi: "É só seguir o caminho das rugas!" Brincadeira, claro: o segredo é a prática.

Quando você pratica, se habitua, e quando é boa, faz com riqueza de detalhes. Tentativa e erro, até que você se surpreende com a habilidade que finalmente adquiriu.

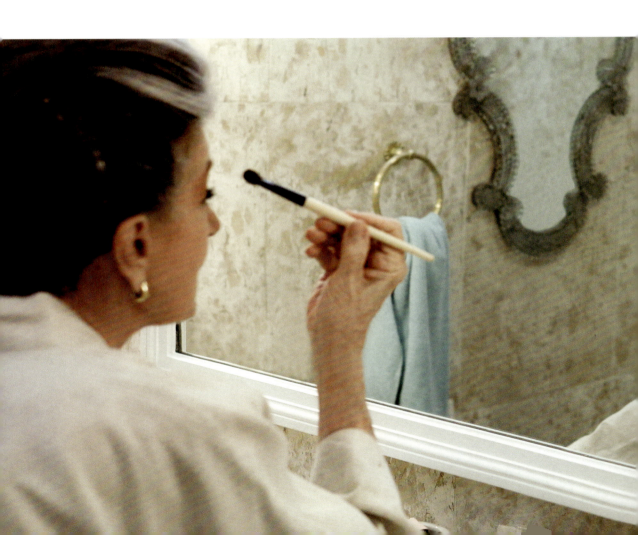

ATÉ PARA SE MAQUIAR, A PESSOA QUE NÃO GOSTA DE DISCIPLINA DESISTE. A OUTRA, QUE GOSTA, COMO É O MEU CASO, FICA PENSANDO EM QUAIS SERIAM AS MANEIRAS POSSÍVEIS PARA MELHORAR UM POUQUINHO. BUSCA OUTRAS OPÇÕES, TENTA E SE APERFEIÇOA.

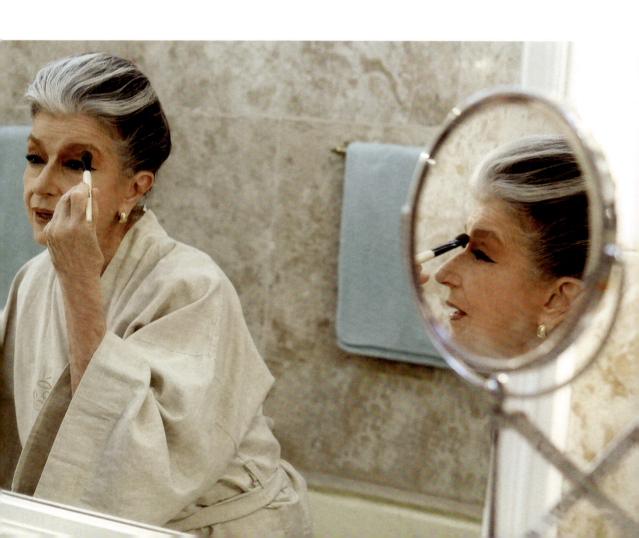

Medo, desânimo, a cabeça rodando sem parar, angústia, preocupação. Às vezes a gente pode dormir ou acordar assim. O corpo ainda está debaixo das cobertas, e qualquer esforço para sair parece gigante, ou inútil. Despontando ali na frente está um novo dia, um monte de coisas para resolver, gente para encontrar, despachar, e se não der certo?

A meditação faz você dar a volta em alguns demônios

Vinte minutos por dia, todos os dias. Depois de muitos anos praticando pilates e ioga, resolvi meditar. De verdade. Sem me enganar. Estar plantada no aqui e agora é condição dificílima, ainda mais quando a cabeça não para nem um minuto de pensar, circuito obsessivo do pensamento mais obsessivo ainda. Consegui me recolher do estresse contínuo, do vício do *overthinking*, de uma ansiedade opressora.

O grande atropelamento da minha vida – aquele que nos arranca do prumo, para onde pode ficar bem difícil voltar – foi a morte do Giulio. Eu estava com 51 anos, em dezembro de 1990, e ele morreu nos meus braços.

Foi uma morte inesperada. Giulio tinha 58 anos e, embora não fizesse ginástica como é comum hoje em dia, era um homem saudável, praticava esportes, jogou tênis e golfe a vida inteira – quer dizer, saudável até certo ponto, pois fumava e também gostava de tomar um uísque. Quem não gosta? Eu nunca mais tomei.

Giulio passou mal em casa, com dor no peito, todos os sintomas de um enfarte. A ambulância nos levou ao hospital e, depois da série de exames, tudo parecia estar sob controle. Na tarde do dia seguinte, queria voltar para casa - não conseguiu. De repente se sentiu mal e eu o socorri. Apagou, assim para sempre, no meu colo. Claro que morri junto com ele.

Dois anos antes, em 1988, perdi meu pai num processo também muito doloroso. Fazia quase nove anos que ele lutava contra um câncer, naquele estilo dele, bravo e elegante.

A gente via aquele homem emagrecendo pouco a pouco, mas sem reclamar, seguindo em frente, *larger than life*. Estava com 80 anos quando faleceu e, mesmo que a gente sofra como nunca ao perder um pai tão amado e amoroso, precisa se consolar de alguma forma. É o caminho natural da vida. Com Giulio, a morte me pegou de surpresa.

Comecei a ter dores de cabeça lancinantes, ouvia orquestras tocando dentro da minha mente cada vez mais deprimida, precisava tomar remédio para acordar, para dormir, sem conseguir ver perspectivas. Quem já mergulhou nesse abismo sabe que é uma noite sem fim.

A depressão é uma dor profunda, uma poderosa reação química do cérebro, um mergulho no inferno. Eu me sentia desamparada. Dois anos depois, a fábrica entrou em concordata e, logo em seguida, tive um câncer na mama.

Reagi. Devia tomar providências, se quisesse continuar viva. Pensei que tinha duas filhas, meu neto estava para nascer e eu precisava estar bem para eles. Se tenho uma agenda para cumprir, se consigo fazer uma lista de tarefas, fica mais fácil seguir em frente.

Marquei consultas com especialistas, sentindo-me mais confortada e segura ao saber do prognóstico. É muito importante que a gente tenha acesso logo a informações consistentes, num momento como esse, terrível para qualquer mulher. Alivia o pânico. O desconhecido é o pior fantasma que existe.

A partir daí passei a levar a meditação a sério. Eu fazia, mas às vezes escapava, ou ficava menos tempo meditando... Ainda sou apenas uma disciplinada praticante, mas determinada a seguir.

Perdi todas as pessoas que cuidavam de mim. Não tem mais ninguém na fila, sou a primeira na linha de tiro. Tenho que estar bem preparada. A meditação passou a funcionar como uma musculação espiritual, um exercício para me preparar, para ficar menos triste quando chegarem os momentos inevitáveis.

Esse breve intervalo do dia em que você não age, só respira e se instala, plenamente, pode ser precioso – como alimento, energia para agir melhor depois. Meditar é respirar de forma controlada, com a mente concentrada no movimento de entrada e saída do ar e o corpo imóvel.

Você pode sair daquele redemoinho, e a pausa criada vai abrir espaços para que raciocine melhor. Fazer, ligar, comprar, uma série de tarefas a cumprir, a voz interna lembrando, você se culpa, comeu demais, de menos, e aquela bobagem que falou, a resposta que não deu...

O segredo é deixar que toda a enxurrada que vai entrando em nossa mente aos poucos, ou aos muitos, dela consiga sair, sem pânico, sem alarde, voltando nosso foco para o movimento da respiração.

O pensamento invade, mas não se atormente, deixa o recadinho na parede da memória, por enquanto esquece, retorna, inspira de forma profunda e suave, pega ar, bastante ar, e depois solta, lentamente.

Em pouco tempo percebi resultados notáveis, e não parei – ao contrário, o ritmo da prática aumentou e às vezes consigo fazer duas sessões diárias.

A energia do dia muda, as coisas funcionam melhor à sua volta, como se conseguisse de fato alcançar uma outra dimensão de sensibilidade. Você fica mesmo com mais vitalidade. Concentrada.

Logo depois da morte de minha mãe, aos 93 anos, e de Blanche, que também morreria em São Paulo no ano seguinte, tive câncer no outro seio. Para me acalmar, pensei que seria só metade da chateação. Já sabia o que era a doença e estava disposta a me tratar. Novamente retirei o nódulo e parte da mama, optando por não fazer implante. Muita gente me aconselhou o contrário, para que eu fizesse a reconstituição da mama, era o mais normal a fazer. Mas eu nunca fui normal.

Sou religiosa, vou à igreja, mas não que eu reze – medito. Peço pelo meu bem e dos que amo, das pessoas com quem convivo. E acho que tenho ajuda do Céu.

Anos depois do segundo câncer, em 2013, enfrentando outros problemas que apareceram, e eles sempre aparecem, saí para caminhar. Andando na rua, angustiada e com medo, pensei: "Acho que vou desistir". Foi quando esbarrei em uma moça que voltava da Igreja de Santa Terezinha, lá perto de casa, com duas rosas na mão – ela me deu uma flor e disse: "Não desiste, não".

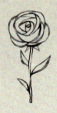

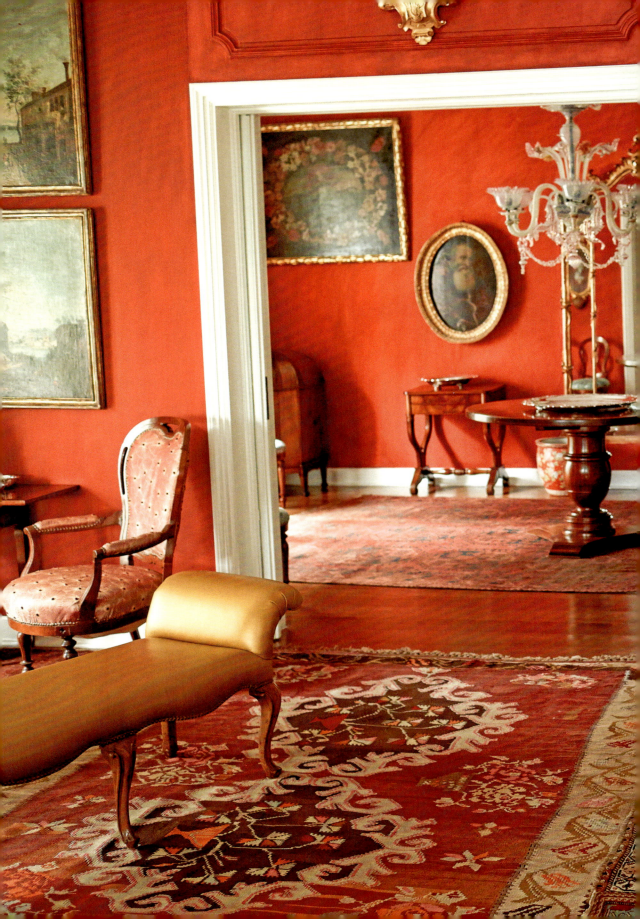

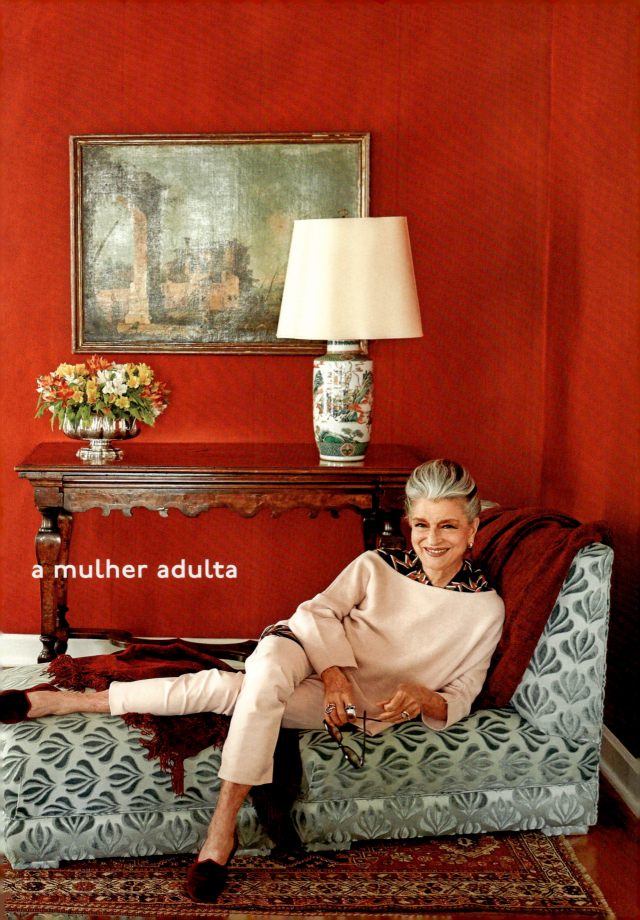

Pode ser tão arrebatador que você se paralisa. Incapaz de fruir, movimentar-se com leveza, como se estivesse passando uma vergonha em público. Puxa, então você está envelhecendo, hein? É do que se acusa impiedosa, examinando-se no espelho, com a porta trancada e o terror de quem está entrando na arena. Ou saindo dela. Para fora do jogo, para o escanteio, é para onde você teme seguir, quando assume a antiga crença de que a mulher mais velha vai perdendo sua identidade e valor.

Nem tinha percebido como já estava tão perto dos 80 anos. Quando vi, cheguei, aqui e agora. Conseguindo viver da forma mais ativa possível, alerta, centrada, mantendo o cuidado de não ir para o passado nem para o futuro.

Não fico pensando no envelhecer, me martirizando, controlando os sinais, pesquisando ruguinha em volta dos olhos, da boca, de todos os lugares possíveis onde as rugas nascem, e a pele cai. Eu não. Vou cuidar do que tenho de melhor e me interessar por tudo.

Sim, tememos envelhecer porque a sociedade costuma ser bastante cruel com as mulheres, eternizando o mito da beleza e da juventude, como se não pudéssemos ficar mais inteligentes e adquirir mais poder com o passar do tempo.

Confesso que me senti aterrorizada, perto dos 40 anos, ao perceber que o corpo começava a ficar mais flácido, a pele vencida, e pensava como, o que iria acontecer? Será que a saída mais honrosa seria morrer logo, jovem?

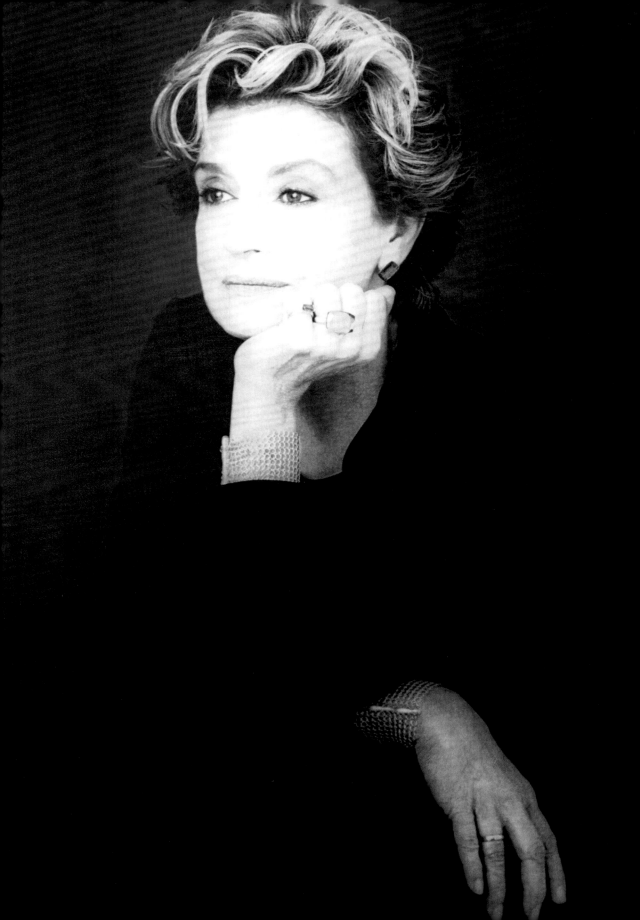

Como é bom estar viva. Como eu estava enganada. Nossa sagacidade social, econômica e intelectual pode crescer com o tempo, assim como a elegância e nossa capacidade de entender o mundo. Para mim não há nada pior do que tentar ser o que você já foi.

Tenha orgulho do que conseguiu realizar e de ter chegado viva até aqui. Eu me sinto melhor e mais forte conforme o tempo passa. De verdade. Precisamos abraçar cada idade com as possibilidades que se apresentam diante de nós.

Você pode se enganar acreditando que os outros é mais fácil, mas todos enfrentamos inúmeros desafios. Já tive câncer duas vezes, sofri anorexia, bulimia, *bullying*, fui deserdada pela família, fiz trabalhos que considerava humilhantes – no entanto cheguei aqui disposta a honrar minha existência. Minha educação não é uma história de sucesso, mas de resistência. Eu não vou desistir jamais.

O ENVELHECIMENTO É UM PROCESSO EXTRAORDINÁRIO EM QUE VOCÊ SE TORNA **A PESSOA QUE SEMPRE DEVERIA TER SIDO**

DAVID BOWIE, cantor inglês
1947-2016

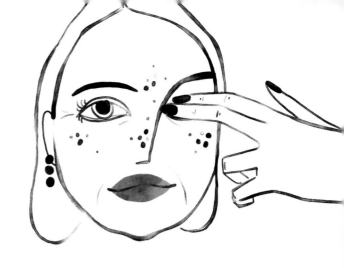

AGELESS

TERMO QUE SIGNIFICA "SEM IDADE", EM INGLÊS, E PASSOU A SER USADO PARA DEFINIR PESSOAS QUE CULTIVAM UM ESTILO DE VIDA COM HÁBITOS COMUNS A DIVERSAS FAIXAS ETÁRIAS. NÃO SE TRATA DE UMA GERAÇÃO, MAS DE UMA MENTALIDADE INCLUSIVA, INSPIRADORA. UM MODO DE ENCARAR O MUNDO DE FORMA ABERTA E CURIOSA

Disseminado na última década, o conceito se consolidou na mídia impressa e redes sociais a partir de 2017, depois de uma pesquisa feita para o jornal londrino *The Telegraph*. Mais de quinhentas mulheres com mais de 40 anos foram entrevistadas. Quase todas consideraram obsoleta a classificação de "meia-idade" e mais de 80% não se identificaram com as expectativas da sociedade sobre elas.

É uma das mudanças mais notáveis de comportamento social verificada no mundo inteiro, ao longo dos últimos anos. Vivemos agora uma quebra de paradigmas, o auge do *ageless*.

Com uma curta expectativa de vida, um homem ou mulher de 50 anos pensava em se aposentar no início do século passado. Hoje essa pessoa já construiu e reconstruiu sua história e, aos 60, 70 ou mais, como no meu caso, ela pode ser capaz de enfrentar desafios e sentir-se importante em qualquer etapa da sua vida.

A segregação das pessoas em função de sua faixa etária começou a implodir a partir dos avanços em áreas diversas do conhecimento humano – ciência, tecnologia, saúde. A biomedicina já anunciou pesquisas que podem estender a longevidade humana de forma espetacular.

Também no mercado cultural caíram barreiras entre as gerações. Você compra roupa na mesma loja da sua filha, ela acompanha a mesma série que você, seu neto usa um anel que combina perfeitamente com seu estilo.

Na era do *ageless*, rompeu-se a tirania da idade. A geração que pensaria em se aposentar, há um século, hoje pode ser uma das mais influentes, com renda consolidada, independência cultural e grande experiência em relação a marcas e costumes.

São trabalhadores e consumidores ativos, que contribuem financeiramente para a saúde da sociedade e dela passam a exigir um novo lugar e atitude.

Se as maiores empresas do mundo, como Amazon, Google ou Netflix, adotaram um sistema de algoritmos bem mais complexo do que a classificação por idade para buscar seus consumidores, por que a publicidade ainda concentra sua atenção no chamado público jovem? Essa foi outra das indignações manifestadas na pesquisa publicada pelo *The Telegraph*, sobre esse contingente de mulheres que ocupa posições de relevância social cada vez maior.

Não temos que apagar sinais de envelhecimento como se fossem uma desonra, um pecado, um crime. Atentado contra a natureza é aceitar a tirania do estica-e-puxa, submetendo-se ao projeto de parecer jovem a todo custo.

Faz tempo que o Brasil é campeão no *ranking* de maior quantidade de plásticas realizadas anualmente, em todo o mundo, superando até os Estados Unidos. É um tormento para milhares de mulheres que se rendem a cirurgias caras e complexas, deixando-se seduzir pela promessa de implantes, preenchimentos, novos e novíssimos procedimentos que não param de nos ofertar, mas cujos resultados sempre podem nos surpreender para pior.

Não podemos permitir que o curso de nossas vidas seja transformado à nossa revelia. Com muita coragem, ao longo de gerações, as mulheres foram abrindo brechas nas estruturas sociais, culturais, econômicas.

O corpo não pode ser considerado um monte de problemas a serem corrigidos de forma indiscutível, radical. Essa é uma ilusão de natureza extremamente destrutiva. Envelhecer é um processo natural, com desvantagens e benefícios, e não uma doença devastadora, avassaladora, da qual precisamos nos curar.

Vamos atenuar o que nos incomoda, sim – de forma criativa, original e divertida, profunda e assertiva, acentuando nossas virtudes e aguardando o envelhecimento com uma expectativa positiva.

Quem é *ageless* se renova o tempo inteiro; é o contrário da pessoa que fica cristalizada, estacionada, *out of date*.

Renovar-se de forma permanente, contínua, perene. Dessa ideia a publicitária Gina Peel, da Califórnia, cunhou o termo *perennials* – não como uma oposição ao conceito dos *millenials*, mas à falta de visão do mercado que só foca seus esforços nos consumidores jovens, que nasceram ao redor dos anos 2000.

Trata-se de um estilo de vida que não se rende mais a estereótipos, são pessoas que conseguem se libertar do peso do fracasso e partir para novas experiências, com vontade permanente de criar. Pessoas que estão sempre florescendo – apesar das dificuldades e com o passar dos anos.

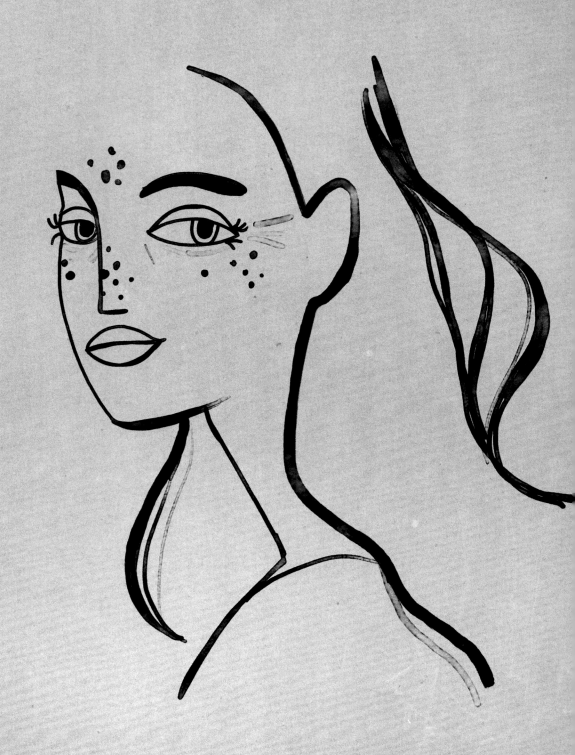

ATÉ OS 60 ANOS VOCÊ É JOVEM,
DEPOIS FICA ADULTA

Sempre tive uma preocupação permanente de só mostrar o melhor de mim. Quando era novinha, adorava mostrar as pernas, usar saias curtas, tudo lindo. Depois dos 30, 40 anos, não me sentia mais confortável assim. Não por uma questão moral, mas estética.

Essa obsessão para só mostrar o que gosto em mim, escondendo o que não gosto, vem de sempre. Desde muito jovem. Aquela história de não mostrar o meu bumbum para os namorados e andar meio me esgueirando pelas paredes para que não me vissem de costas é verdade.

Se era assim novinha, imagine agora.

Como acho que a pele dos braços está vencida, por exemplo, não uso mangas curtas há pelo menos 20 anos. Escondo o que não gosto para realçar outras qualidades.

Há pouco tempo, vesti uma microssaia e achei que estava ótimo. Com meias, minhas pernas pareciam bastante dignas. Mas daí olhei de costas pelo espelho e achei um horror. Todo o conjunto funcionava como uma pequena provocação inútil, e rapidamente troquei de roupa.

As novas Walquírias me assustam: aquelas mulheres que apertam tudo – blusa, saia, sutiã – na tentativa de enaltecer os volumes, buscando exarcebar a sexualidade.

Cabelo com volume, salto alto, calça transparente, *short* dourado, lábios aumentados pelo silicone... todo esse esforço me parece inútil e, pior, contraproducente. Denuncia velhice de espírito.

Encarar os anos de forma positiva é entender que o corpo muda, e nossa energia também.

NÃO TEM NADA QUE ENVELHEÇA MAIS UMA FIGURA DO QUE A PERSEGUIÇÃO DA JUVENTUDE A QUALQUER CUSTO. O EXAGERO DA SENSUALIDADE, A EVOCAÇÃO DE UM CORPO QUE NÃO EXISTE MAIS FAZ VOCÊ PARECER UMA CARICATURA DE SI MESMA

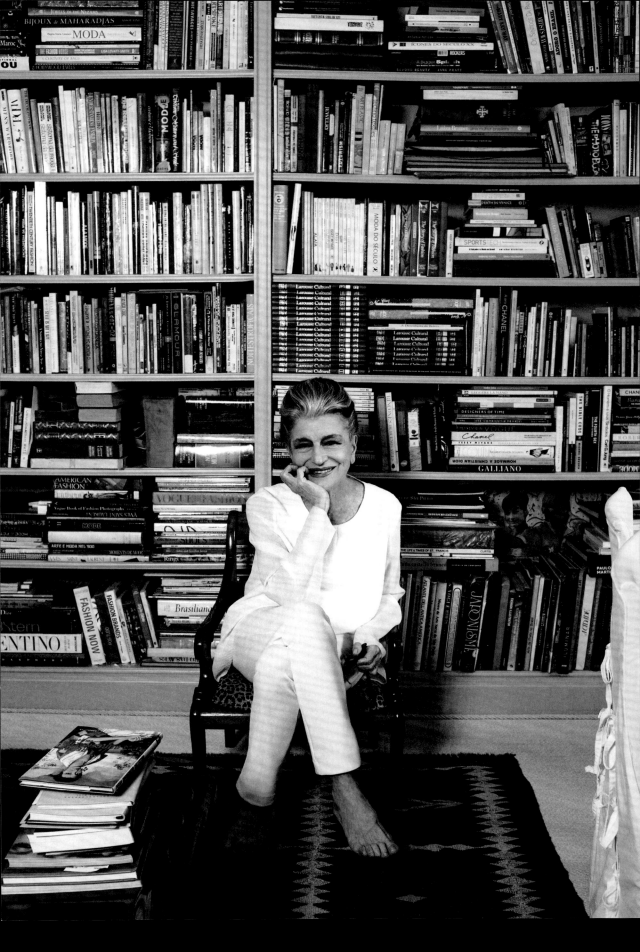

A B E L

NÃO É

atemporal

universal

genérica

inerte

E   Z   A

É

mutável

acessível

individual

ativa

Fico bem impressionada como as pessoas mostram tudo, até o que é feio, íntimo – o que acaba sendo um depoimento contra elas. Com a disseminação dos *smartphones*, a gente acaba sendo assaltado por imagens inusitadas, surpreendentes... Não tenho qualquer preconceito contra as redes sociais, muito pelo contrário, adoro o Instagram mas na dúvida: não poste. Para que *selfies* não sejam os piores autorretratos que poderia fazer de você mesma, atenção:

- A luz do ambiente é essencial para que a *selfie* funcione.

- Sorria. Sempre. *Selfie* sorrindo é sempre mais atraente. Qualquer pessoa sorrindo fica mais bonita.

- Conheça seu melhor lado. Veja no espelho a diferença – a gente tem sempre um lado mais simpático, com pele mais suave, perfil mais estruturado.

- Para a *selfie* de banheiro, na frente do espelho, coloque o celular mais para baixo – assim você consegue até disfarçar o aparelho na sua roupa.

→ Nunca deixe que a luz venha exatamente de cima de você – marca as linhas de expressão, acentua rugas, piora todos os defeitos. Não fique logo debaixo de um lustre, por exemplo.

→ A luz precisa vir de cima para baixo, direto no seu rosto. Procure se posicionar corretamente, ficando a cerca de um metro da fonte principal de luz, mantendo-a um pouco mais alta do que você.

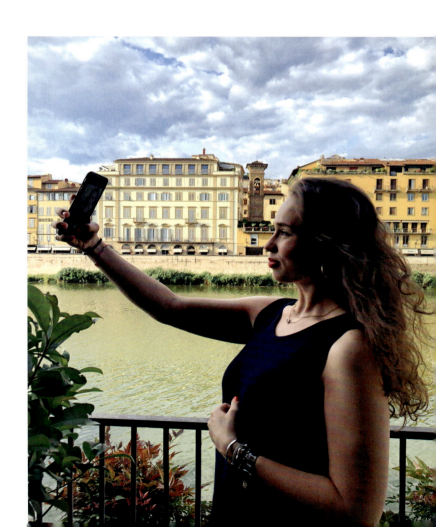

Sempre pensei na ideia de criar uma imagem duradoura, uma marca, algo que fizesse as pessoas me reconhecerem até mesmo antes de me verem. Até que isso aconteceu de forma espontânea, quando estava me preparando para uma festa de fim de ano do arquiteto Jorge Elias.

Tinha feito uma roupa vaporosa com a Gloria Coelho e o Pedro Lourenço. Puxei o cabelo para cima e achei que fiquei bem, que levantou minha fisionomia. Pensei: vou ter que inventar uma versão disso para o dia a dia. Não quero ficar puxando a cara com plásticas, você perde a expressão.

Ao longo dos últimos anos, esse totem se modificou um pouco: o cabelo está mais soltinho na nuca porque os fios começaram a cair, o riscado do olho deu lugar a uma pintura mais esfumada. Não faço mais o traço certinho porque as rugas venceram. E daí que elas venceram? Inventei outra coisa!

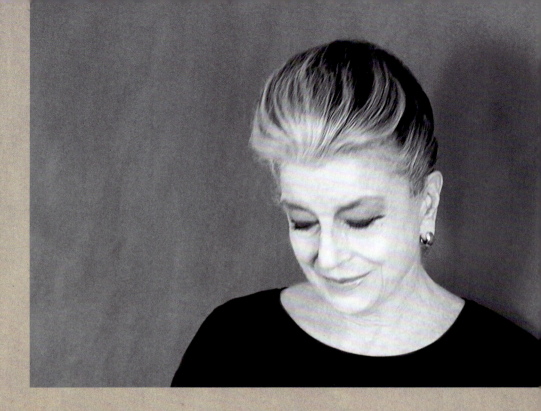

UMA MULHER BONITA PODE SER PINTADA APENAS COMO UM TOTEM; NÃO COMO UMA MULHER, MAS COMO UMA MADONNA, UMA RAINHA, UMA ESFINGE

SAUL STEINBERG, artista gráfico americano, 1914-1999

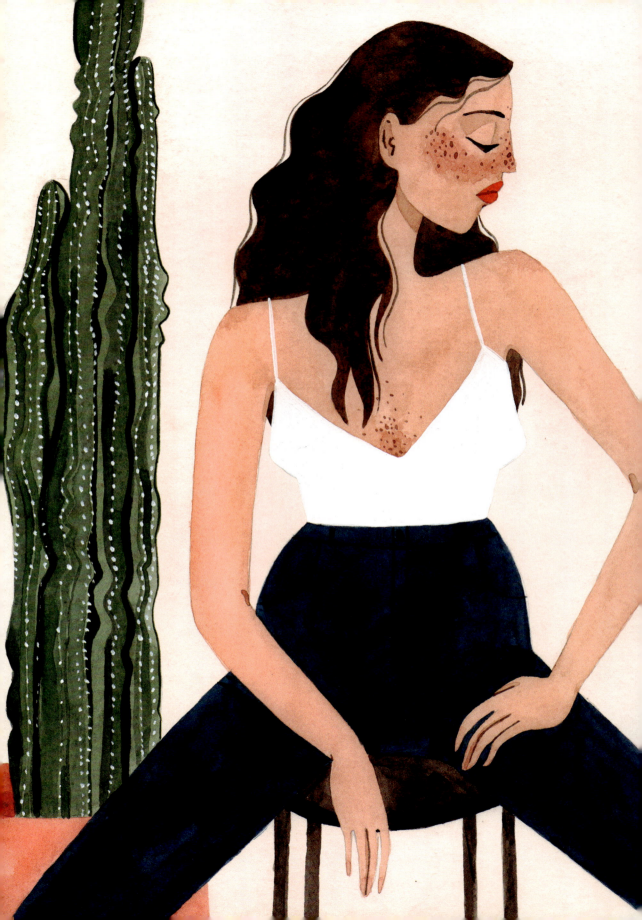

DAÍ AS PESSOAS ME PERGUNTAM:
MAS VOCÊ FICA BEM SOZINHA?

O medo da solidão é outro pesadelo que precisamos desmontar com urgência. Também parece afetar mais as mulheres do que os homens. Eu estou comigo mesma numa boa. Fico ótima em casa, lendo, mudo as coisas de lugar, renovo as flores, acompanho notícias, posto alguma foto engraçada no Instagram. Vivo sozinha, mas não sou solitária. Saio com meus amigos. Encontro pessoas, discuto negócios. Essa é condição *sine qua non* para envelhecer sem emburrecer, sem entrar em pânico, sem se aturdir. Ocupar-se. Cultivar interesses e levá-los a sério.

Fico abismada quando vejo a tremenda solidão em que vivem muitas mulheres casadas. Gente que conheço em auditórios, em várias cidades do Brasil e também fora daqui, uma classe abastada que poderia estar melhor nutrida em termos culturais, e no entanto encontra-se num vazio gigantesco. Não estão sós, mas assim se sentem, pois não se informam, não leem, não fazem ideia dos rumos do mundo. Mulheres que vivem para acompanhar seus maridos, ou tratar deles, sem cumprir o compromisso com atividades que vão enriquecê-las de verdade.

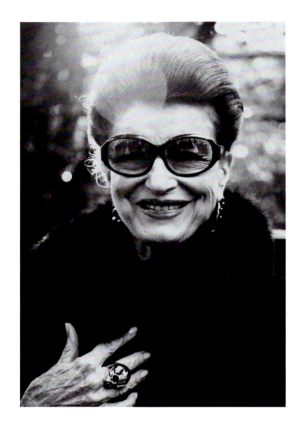

INVENTE
MUITA COISA
PARA FAZER
TODOS OS DIAS

✳ Você precisa ter uma noção de responsabilidade consigo mesma. Com a vida que conseguiu construir e reinventar.

✳ Não pode se permitir ficar em casa, isolada, entediada, enfadonha.

✳ "Ah, mas eu trabalhei muito durante a semana, então mereço descansar." Sim, merece descansar mas também se divertir, sair, ver gente circulando...

✳ Não se sinta uma idosa, nunca cogite entrar para o clube do fraldão... É aquela história: não paramos de nos divertir porque ficamos velhos, ficamos velhos quando paramos de nos divertir!

Outro velho mito a derrubar é a ideia de que mulheres não podem ser amigas de verdade, que no fundo estão sempre competindo, torcendo umas contra as outras, concorrentes desleais no trabalho e eternas rivais na disputa pela atenção do homem.

É um pesadelo em desmonte acelerado: a nova onda feminista mirou esse alvo com eficiência política, instaurando o conceito de sororidade para liquidar de vez com a crença que só nos desanima e enfraquece.

Reconhecer as qualidades de outras mulheres, exercendo a solidariedade feminina com prazer e generosidade é o primeiro passo para nos integrarmos ao lado bom do novo mundo, onde não somos inimigas – mas irmãs.

O companheirismo entre as mulheres ainda vem se consolidando... Muitas vezes nós mesmas repetimos clichês, desvalorizando qualidades ou comportamentos que seriam "naturalmente" femininos.

Já aconteceu comigo, provavelmente com você, a sensação de estar sendo observada por uma outra mulher, examinada da cabeça aos pés, numa avaliação dissimulada, desconfiada, e rápida. Aquele olhar de soslaio é hábito a destituir de nossas vidas, faz parte de um passado retrógrado e machista, em que éramos incapazes de admirar umas às outras.

O problema não é ver e ser vista, mas reparar de forma tacanha, antiga, invejosa. Podemos registrar o gestual, a postura, a imagem da roupa, sapato, bolsa – sempre incluindo a pessoa, seus talentos e limitações. Sendo capaz de enxergar-se no outro. Sem julgamento prévio.

E quando a gente replica preconceitos sem perceber? A cumplicidade entre os homens é histórica, fortalecida ao longo de séculos de parceria política, quando construíram relações de poder e cooperação em várias esferas da vida.

Isso é mais comum e perigoso do que a gente imagina, quando nos damos conta já estamos formulando juízos de valor – porque aquela amiga tão mais velha está namorando um homem tão mais novo, ou outra mulher, ou decidiu não ter filhos, ou ser dona de casa... Tente não julgar as atitudes das que pensam ou agem de forma radicalmente distinta da sua.

SORORIDADE

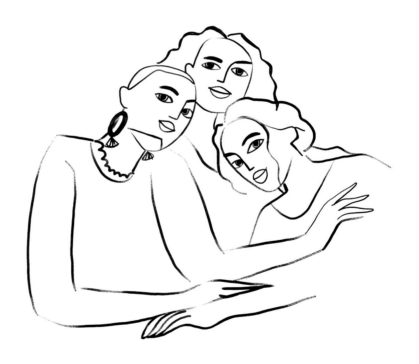

EMPATIA, IRMANDADE E UNIÃO ENTRE MULHERES. DO LATIM *SÓROR*, QUE SIGNIFICA "IRMÃS". ESTE TERMO TAMBÉM PODE SER CONSIDERADO A VERSÃO FEMININA DO SUBSTANTIVO FRATERNIDADE, CRIADO A PARTIR DO PREFIXO FRATER, QUE QUER DIZER "IRMÃO"

ELOGIE

A competitividade nos separa, e talvez seja necessário algum esforço para que você consiga expressar sua admiração. Mas vá em frente. Um elogio sincero, sem exagero, provoca empatia.

APAREÇA NOS EVENTOS

Prestigie o esforço de suas amigas, valorize o que elas fazem, reconheça o trabalho de outra mulher em público.

EVITE ASSUNTOS DIFÍCEIS

A não ser que você queira ser desagradável e angariar antipatias, não insista em temas que desfavoreçam as pessoas ao seu lado ou acentuem seus problemas.

CONVIDE

Não precisa ser na sua casa. Você pode chamar os amigos para o cinema, um café, cada um pagando sua conta. Mas lembre-se do outro, chame, tome uma iniciativa.

NÃO DEFINA

Não rotule suas amigas por suas opções sexuais, classe social, peso, altura ou idade. Você é contemporânea e tem estilo para não discriminar outras mulheres.

O TERCE

TODOS NASCEMOS COM ESPÍRITO, MAS ELE FICA SOTERRADO SOB DESAFIOS, VIOLÊNCIAS, ABUSOS, NEGLIGÊNCIAS. TALVEZ A TAREFA DO TERCEIRO ATO DE NOSSAS VIDAS SEJA EXATAMENTE ESTA: DAR NOVO SIGNIFICADO E CLAREZA PARA O QUE FIZEMOS ATÉ AGORA

IRO ATO

As três últimas décadas da vida devem ser encaradas como uma fase com significado tão diferente da meia-idade como a adolescência da infância, um momento em que continuamos a evoluir, nos tornamos mais autênticas e menos hostis, em que a idade não é uma patologia, mas potencial.

As mulheres mais velhas são o maior grupo demográfico do mundo, e chegou a hora de redefinirmos o lugar que ocupamos. Fiquei impressionada ao assistir ao TED com a Jane Fonda sobre a revolução da longevidade, em que ela não romantiza o envelhecimento, mas nos ensina a encará-lo como época de fruição e crescimento.

O mundo inteiro funciona de acordo com a lei universal da entropia, a segunda lei da termodinâmica que determina que tudo o que existe está em estado de declínio, de decadência.

Mas há uma exceção para essa lei universal, que é o espírito humano. Ele sempre pode continuar evoluindo.

Nossa cultura ainda vive com o paradigma de idade como patologia, tratando a vida como um arco. Nascemos, crescemos, evoluímos, até esse arco atingir seu pico na meia-idade. A partir daí, tudo declinaria até a decrepitude, quando morremos.

A escada pode se constituir como uma metáfora mais realista e atualizada para esse processo de evolução do que um arco. Não mais o declínio a partir de um auge físico, mas uma contínua ascensão para um nível superior do espírito humano.

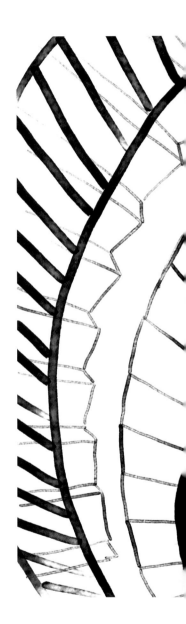

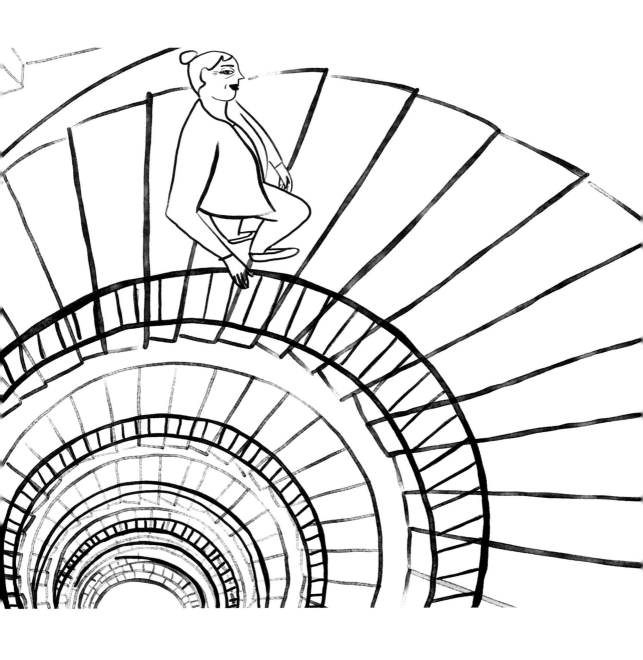

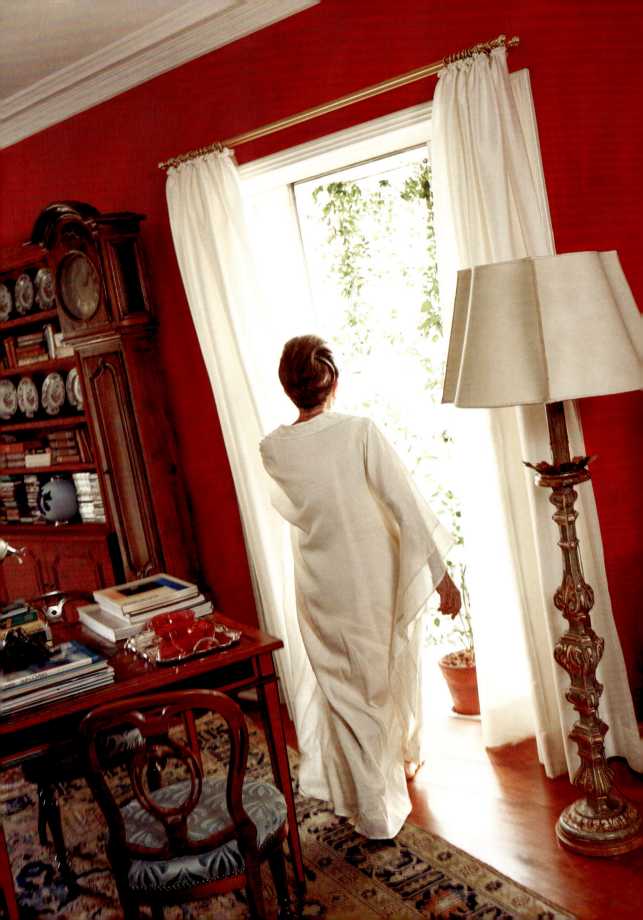

O que digo para as meninas que começam a subir a escada? Que não descansem nos louros. Nunca encarem cada degrau acima com arrogância. Que não se achem – sábias, espertas – só porque subiram um pouquinho. A escada é longa. Precisamos de ajuda, de esforço, de trabalho em equipe para subir. E os patamares, como as novas profissões, estão sempre mudando.

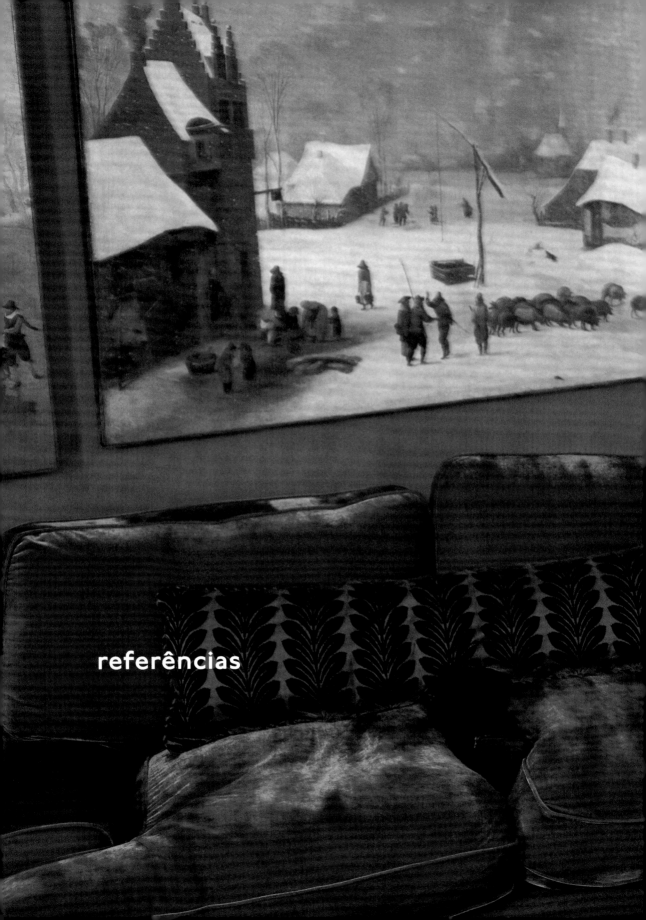

referências

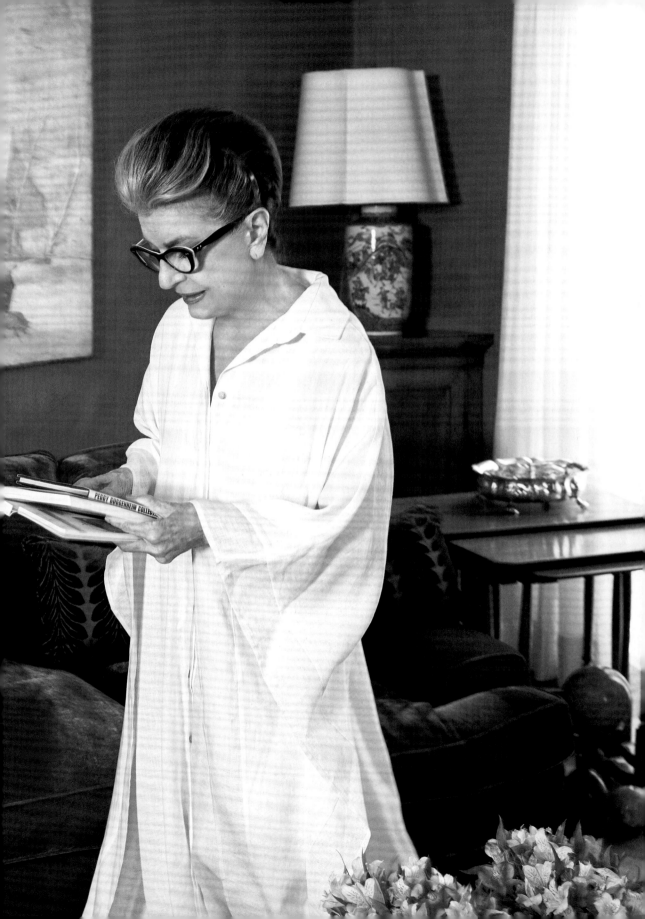

REFERÊNCIAS LIVROS

FONDA, Jane. **O melhor momento:** aproveitando ao máximo toda a sua vida. Tradução: Daniela Landsberg. São Paulo: Paralela, 2012.

GACHET, Sophie; DE LA FRESSANGE, Ines. **A parisiense:** o guia de estilo de Ines de La Fressange. Tradução: Adalgisa Campos. Rio de Janeiro: Intrínseca, 2011.

HADDON, Dayle. **The 5 principles of ageless living:** a woman's guide to lifelong health, beauty and well-being. New York: Atria Books, 2003.

LOMBARDINI, Laura Pranzetti. **Dizionario contemporaneo di buone maniere**. Milão: Edizioni Gribaudo, 2012.

PASCOLATO, Costanza. **Confidencial:** segredos de moda, estilo e bem-viver. São Paulo: Jaboticaba, 2009.

————. **Meu caderno de estampas**. São Paulo: Planeta, 2015.

————. Sobre beleza, amor e felicidade. Prefácio. In: RIBEIRO, Teté. **Divas abandonadas:** os amores e os sofrimentos das 7 maiores divas do século XX. São Paulo: Jaboticaba, 2007.

RAMALHO, Cristina. **Aprendi com minha mãe:** 52 personalidades contam a maior lição que receberam de suas mães. São Paulo: Saraiva, 2012.

WOLF, Naomi. **O mito da beleza:** como as imagens de beleza são usadas contra as mulheres. Tradução: Waldéa Barcellos. Rio de Janeiro: Rosa dos tempos, 2018.

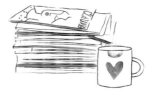

REFERÊNCIAS SITES

ALMEIDA DE, Isadora. **Costanza Pascolato assume parte do cabelo branco**. Disponível em: https://emais.estadao.com.br/noticias/moda-e-beleza,costanza-pascolato-assume-parte-do-cabelo-branco,70001954895. Acesso em: 17 mai 2019.

BRISSAC, Chantal. **Entrevista: Costanza Pascolato**. Disponível em: https://www.terra.com.br/istoegente/18/reportagens/entrev_costanza.htm. Acesso em: 17 mai 2019.

COVACCI, Bruna. **A elegância despretensiosa de Costanza Pascolato**. Disponível em: https://www.gazetadopovo.com.br/viver-bem/moda-e-beleza/a-elegancia-despretensiosa-de-costanza-pascolato. Acesso em: 17 mai 2019.

FEITEIRO, Marianna. **Costanza Pascolato ensina dica de moda para mulheres mais velhas**. Disponível em: https://www.vix.com/pt/bdm/moda/costanza-pascolato-ensina-dica-de-moda-para-mulheres-mais-velhas. Acesso em: 17 mai 2019.

GLAMURAMA. **Costanza Pascolato que usa sneakers há anos explica a febre do calçado e dá dicas de moda**. Disponível em: https://glamurama.uol.com.br/costanza-pascolato-que-usa-sneakers-ha-anos-explica-a-febre-do-calcado-e-da-dicas-de-moda. Acesso em: 17/05/2019.

GOUVEIA, Marilia. **Costanza Pascolato sobre a moda: o essencial é saber quem você é**. Disponível em: http://www.joaoalberto.com/2017/05/27/costanza-pascolato-sobre-a-moda-o-essencial-e-saber-quem-voce-e. Acesso em: 17 mai 2019.

LINS, Larissa. **Dez mandamentos de Costanza Pascolato**. Disponível em: https://www.diariodepernambuco.com.br/app/noticia/viver/2015/11/14/internas_viver,610151/dez-mandamentos-de-costanza-pascolato-a-papisa-da-moda-sobre-estilo-e-comportamento.shtml. Acesso em: 17 mai 2019.

MÁXIMO, Vinicius. **Costanza Pascolato conta seus segredinhos fashion**. Disponível em: https://caras.uol.com.br/fashion/costanza-pascolato-conta-seus-segredinhos-fashion.phtml. Acesso em: 17 mai 2019.

R7. **Costanza Pascolato responde se precisa gastar muito para se vestir bem**. Disponível em: https://meuestilo.r7.com/moda/videos/costanza-pascolato-responde-se-precisa-gastar-muito-para-se-vestir-bem-07072017. Acesso em: 17 mai 2019.

RIBEIRO, Ana. **Entrevista: arquivo confidencial**. Disponível em: https://www1.folha.uol.com.br/fsp/serafina/sr2806200911.htm. Acesso em: 17 mai 2019.

ROGAR, Silvia. **Costanza Pascolato dá aula de como se manter atual em qualquer idade**. Disponível em: https://vogue.globo.com/lifestyle/noticia/2018/04/costanza-pascolato-da-uma-aula-de-como-se-manter-atual-em-qualquer-idade.html. Acesso em: 17 mai 2019.

SANTANA, Maya. **Costanza Pascolato perto dos 79: Nunca pensei no envelhecer**. Disponível em: http://www.50emais.com.br/costanza-pascolato-perto-dos-79-nunca-pensei-no-envelhecer. Acesso em: 17 mai 2019.

VALOUIS, Carla. **Costanza Pascolato fala de sua história e suas percepções da moda atual**. Disponível em: https://ffw.uol.com.br/noticias/moda/costanza-pascolato-fala-de-sua-historia-e-suas-percepcoes-da-moda-atual. Acesso em: 17 mai 2019.

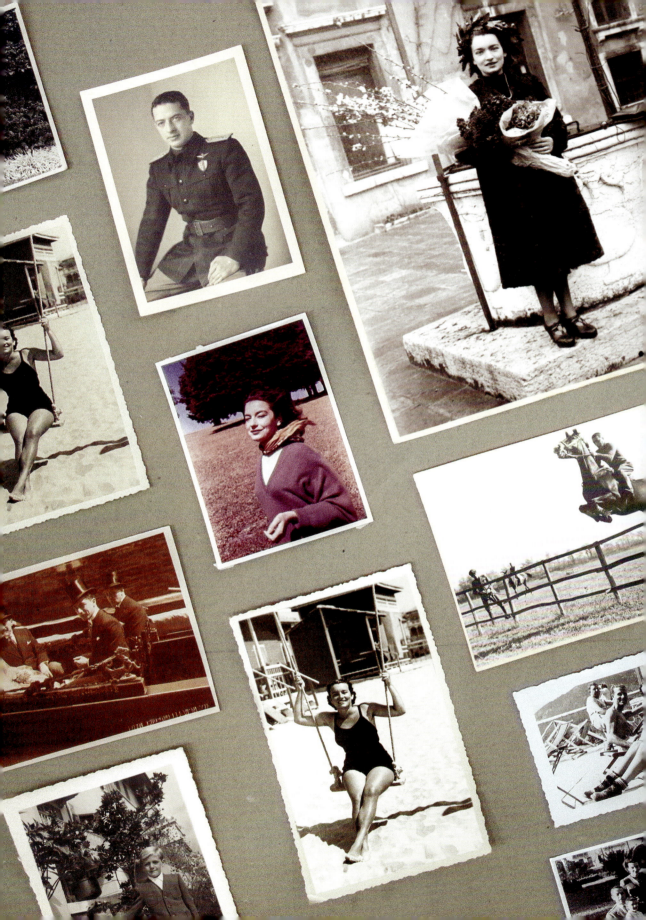

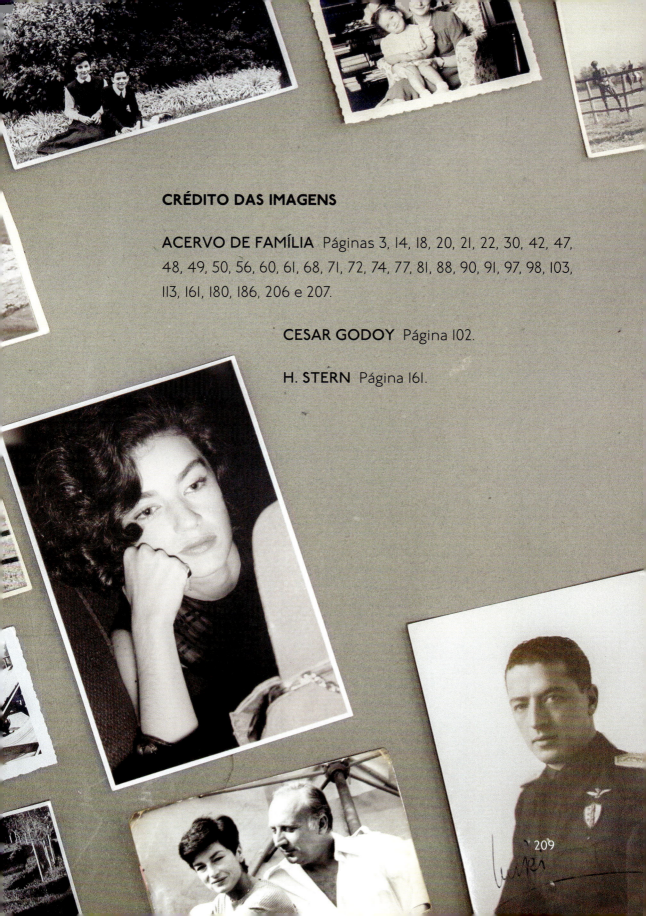

CRÉDITO DAS IMAGENS

ACERVO DE FAMÍLIA Páginas 3, 14, 18, 20, 21, 22, 30, 42, 47, 48, 49, 50, 56, 60, 61, 68, 71, 72, 74, 77, 81, 88, 90, 91, 97, 98, 103, 113, 161, 180, 186, 206 e 207.

CESAR GODOY Página 102.

H. STERN Página 161.

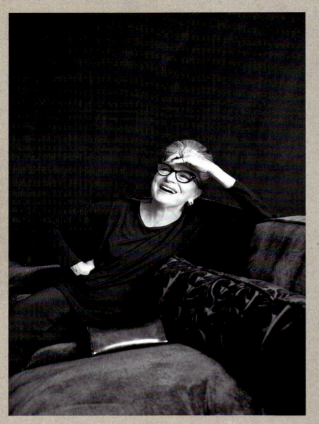

Costanza_14_03_2019_0060

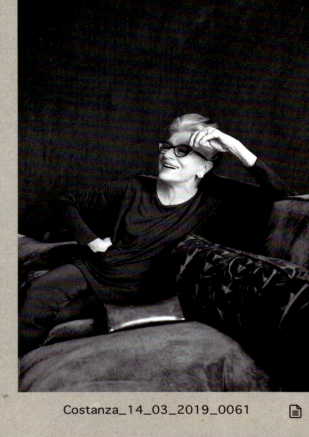

Costanza_14_03_2019_0061

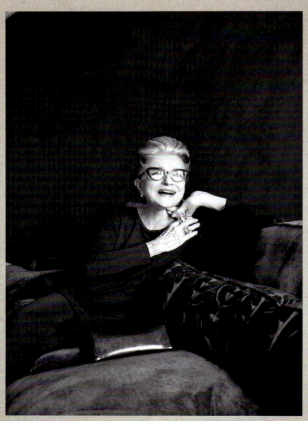

Costanza_14_03_2019_0063

Costanza_14_03_2019_0064

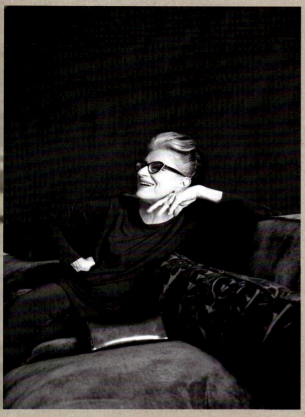

Costanza_14_03_2019_0062

BOB WOLFENSON

Foto de capa e das páginas 106, 107, 132, 134, 146, 147, 156, 157, 177, 181, 198, 199, 200, 208 e 209.

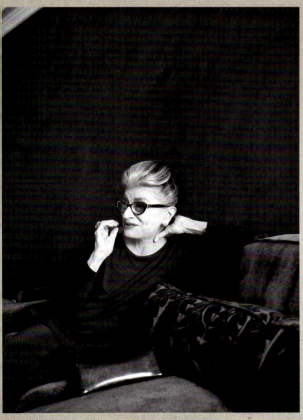

Costanza_14_03_2019_0065

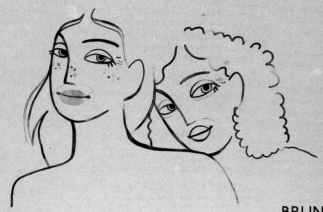

BRUNNA MANCUSO

Aquarelas, ilustrações e vinhetas das páginas 5, 10, 25, 27, 33, 35, 38, 40, 78, 79, 80, 83, 85, 86, 95, 110, 116, 122, 128, 139, 142, 164, 170, 182, 190, 197 e 210.

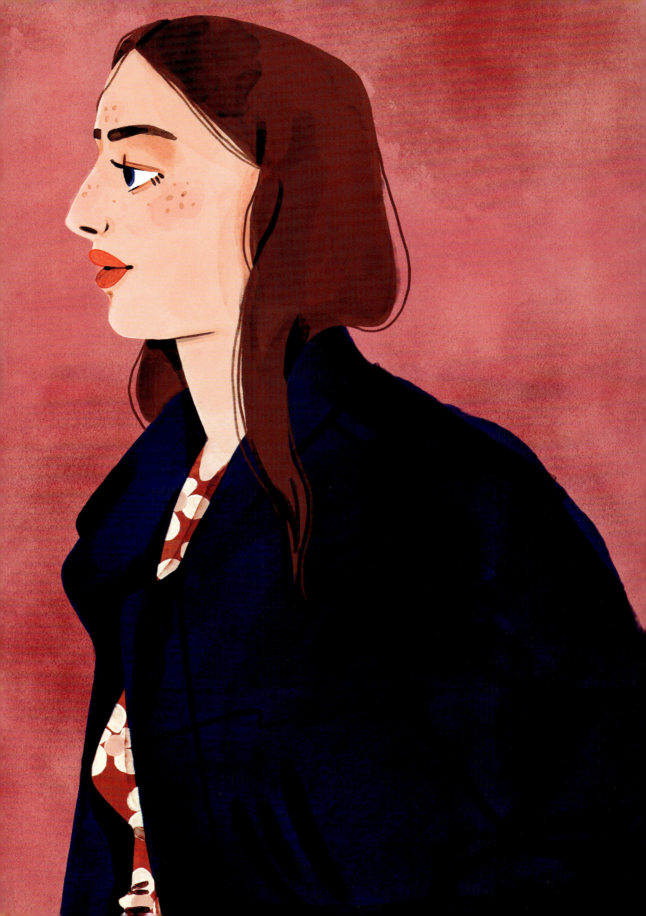

Copyright © 2019 Tordesilhas Livros
Copyright © 2019 Costanza Pascolato

Todos os direitos reservados. Nenhuma parte desta edição pode ser utilizada ou reproduzida – em qualquer meio ou forma, seja mecânico ou eletrônico –, nem apropriada ou estocada em sistema de banco de dados, sem a expressa autorização da editora.

O texto deste livro foi fixado conforme o acordo ortográfico vigente no Brasil desde 1º de janeiro de 2009.

CAPA Amanda Cestaro
PROJETO GRÁFICO Amanda Cestaro, Cesar Godoy
FOTO DE CAPA Bob Wolfenson
REVISÃO Claudia Vilas Gomes, Raquel Nakasone
ASSISTENTE EDITORIAL Ana Clara Cornelio
EDIÇÃO Isa Pessoa

1ª edição, 2019 (3 reimpressões)

Dados Internacionais de Catalogação na Publicação (CIP)
(Câmara Brasileira do Livro, SP, Brasil)

Pascolato, Costanza
A elegância do agora / Costanza Pascolato ; em depoimento a Isa Pessoa. -- São Paulo : Tordesilhas, 2019.

Bibliografia.
ISBN 978-85-8419-099-7

1. Aparência pessoal 2. Comportamento 3. Consultoras de moda - Biografia 4. Elegância 5. Empresárias - Biografia 6. Estilo de vida 7. Etiqueta 8. Moda 9. Pascolato, Costanza I. Pessoa, Isa. II. Título.

19-28273　　　　　　　　　　　　　　　　　CDD-391.0092

Índices para catálogo sistemático:
1. Consultoras de moda e empresárias : Memórias autobiográficas 391.0092
Maria Paula C. Riyuzo - Bibliotecária - CRB-8/7639

2020
Tordesilhas é um selo da Alaúde Editorial Ltda.
Avenida Paulista, 1337, conjunto 11
01311-200 – São Paulo – SP
Tel.: (11) 3146-9700
www.tordesilhaslivros.com.br

 /tordesilhas 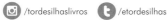 /tordesilhaslivros   /etordesilhas

Este livro foi composto com a família tipográfica P22 Underground.
O miolo foi impresso sobre papel couchê fosco 115 gramas pela
Ipsis Gráfica e Editora, para a Tordesilhas Livros, em 2019.